Andrea Wichelhaus
Die Entwicklung und klinische Anwendung superelastischer Bögen
und Teilbögen in der Kieferorthopädie

Schriftleitung Prof. Dr. Dr. Eberhard Krüger, Bonn

Meinem kieferorthopädischen Mentor
Prof. Dr. F. G. Sander
gewidmet

Die Entwicklung und klinische Anwendung superelastischer Bögen und Teilbögen in der Kieferorthopädie

Dr. med. dent. Andrea Wichelhaus,
Ulm

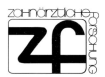

Habilitationsschriften der Zahn-, Mund- und Kieferheilkunde
Quintessenz Verlags-GmbH, Berlin

Aus der Poliklinik für Kieferorthopädie,
Zentrum für Zahn-, Mund- und Kieferheilkunde
der Universität Ulm

Als Habilitationsschrift für das Fach Kieferorthopädie
auf Empfehlung der Medizinischen Fakultät
der Universität Ulm gedruckt auf
alterungsbeständigem Papier mit Unterstützung
der Deutschen Forschungsgemeinschaft.

Die Deutsche Bibliothek – CIP Einheitsaufnahme

Wichelhaus, Andrea:
Die Entwicklung und klinische Anwendung superelastischer Bögen
und Teilbögen in der Kieferorthopädie/Andrea Wichelhaus. –
Berlin: Quintessenz-Verl., 1999
    (Habilitationsschriften der Zahn-, Mund- und Kieferheilkunde)
    Zugl.: Ulm, Univ., Habil.-Schr. 1999
    ISBN 3-87652-927-1

Druck- und Bindearbeiten: Karl Wolf Offsetdruck, Heidenheim
Printed in Germany

ISBN 3-87652-927-1

Inhaltsverzeichnis

1. Einleitung und Überblick   **9**

1.1. Problemstellung   9
1.2. Entwicklung der Memory-Legierungen   10

2. Anwendung von Memory-Legierungen in der Technik und Medizin   **13**

2.1. Technischer Anwendungsbereich   13
2.2. Medizinische Anwendung   14

3. Eigenschaften von Memory-Legierungen und deren Nutzung in der Kieferorthopädie   **15**

3.1. Die hohe Deflexion   15
3.2. Kleine Last-/Biegerate   17
3.3. Memory   17
3.3.1. Einwegeffekt   18
3.3.2. Zweiwegeffekt   19
3.4. Superelastizität   20
3.5. Formbarkeit durch hohe Temperaturen   21
3.6. Änderung der physikalischen Eigenschaften durch Temperaturbehandlung   23

4. Klassifizierung von SE-Materialien in der Kieferorthopädie   **25**

4.1. Das Spannungs-/Dehnungsverhalten pseudoelastischer Legierungen   25

5. Anwendung von SE-Materialien in der Kieferorthopädie   **29**

6. Charakterisierung von unterschiedlichen SE-Materialien   **31**

6.1. Biegeversuche SE-Bögen   31
6.1.1. Experimenteller Versuchsaufbau   32
6.1.2. Ergebnisse   33
6.1.3. Diskussion   35
6.2. Biegeversuche martensitischer SE-Bögen   38
6.2.1. Material und Methode   39
6.2.2. Ergebnisse   39
6.2.3. Diskussion und klinische Anwendung   42

6.3.   Torsionsversuche von SE-Drahtmaterialien im Vergleich zu
         Stahl- und Elgiloy-Drahtmaterial   44
6.3.1.   Material und experimentelle Versuchsmethodik   44
6.3.2.   Ergebnisse   46
6.3.3.   Diskussion   47

7.   Bogengeführte Eckzahndistalisation mit SE-Zugfedern   49

7.1.   Material und Methode   49
7.2.   Ergebnisse   50
7.3.   Diskussion   54

8.   Anwendung von SE-Zugfedern in der Behandlung   57

8.1.   Eckzahndistalisation   57
8.2.   Retraktion des Frontsegmentes   58

9.   Beeinflussung der SE-Materialien durch Temperaturbehandlung   59

9.1.   Material und Meßmethode   59
9.2.   Transformationsverhalten nach einmaliger Temperaturbehandlung   60
9.3.   Transformationsverhalten nach wiederholter Temperatubehandlung   61
9.4.   Transformationsverhalten nach Temperaturbehandlung mit dem Memory-Maker   62
9.5.   Diskussion   63

10. Anwendung temperaturbehandelter SE-Materialien in der Behandlung 65

10.1.   Programmierung mit dem Memory-Maker   65
10.2.   Nivellierung   67
10.3.   Einordnung verlagerter Eckzähne   69
10.4.   Transversale Zahnbogenausformung   70
10.5.   Gezielte Kraftapplikation bei Teilbögen   70

11. Pseudoelastische Behandlungselemente in Kombination mit Stahl   73

11.1.   Kraft-/Momentensensorik   73
11.2.   Molarenaufrichtefeder   75
11.2.1. Pseudoelastische Aufrichtefeder und angewandte Mechanik   76
11.2.2. Meßmethodik   80
11.2.3. Untersuchte Federsysteme   81
11.2.4. Ergebnisse und Indikationsstellung für die Behandlung   82
11.2.5. Diskussion   92
11.3.   Anwendung der pseudoelastischen Aufrichtefeder am Patienten   93
1.1.3.1. 6er-Extraktion   96
11.3.2. Einordnung verlagerter und retinierter Zähne   98
11.3.3. Mesialer Lückenschluß bei Extraktionsfällen   100
11.3.4. Präprothetische Molarenaufrichtung   102
11.3.5. Klinische Studie behandelter Patienten   102
11.3.6. Ergebnisse   103

11.3.7. Diskussion   103
11.4.   Torquesegmentbogen   104
11.4.1. Meßaufbau   106
11.4.2. Untersuchtes Bogenmaterial   107
11.4.3. Ergebnisse   108
11.4.4. Diskussion   117
11.5.   Anwendung des Torquesegmentbogens in der Multibandtherapie   120
11.5.1. Klinische Studie behandelter Patienten   124
11.5.2. Ergebnisse   124
11.5.3. Diskussion   129
11.5.4. Frontzahnretraktion   129
11.6.   Retraktionsfeder für die Eckzahndistalisation   134
11.6.1. Material und experimentelle Meßmethodik   136
11.6.2. Ergebnisse   138
11.6.3. Diskussion   140
11.7.   Anwendung der NiTi-SE-Retraktionsfeder am Patienten   141
11.8.   Intrusionsmechanik mit der NiTi-SE-Stahl-Aufrichtefeder   142
11.9.   Angewandte Intrusionsmechanik am Patienten   143

12. Zusammenfassung und Ausblicke   **147**

13. Literaturverzeichnis   **149**

14. Danksagung   **159**

Sachregister   **161**

1. Einleitung und Überblick

Die Kieferorthopädie ist nach Schmuth [196] die Lehre von der Erkennung, Verhütung und Behandlung von Dysgnathien. Hotz [105] sieht die Aufgabe der Kieferorthopädie darin, möglichst vielen Kindern ein funktionell und ästhetisch befriedigendes Ergebnis zu schaffen. Die Begrenzungen des Zieles werden dadurch gegeben, daß morphologische und funktionelle Aspekte sowie das Alter des Patienten der kieferorthopädischen Behandlung natürliche Grenzen setzt.

Heranwachsende Patienten können oft durch herausnehmbare Behandlungsbehelfe therapiert werden. Dabei kommen vor allen Dingen die aktiven Platten, wie sie von A. M. Schwarz [199] beschrieben wurden, in Frage. Derartige Geräte sind in der Lage, Zahnstellungskorrekturen durchzuführen, die jedoch im wesentlichen kippender Art sind. Der Grund für die Kippungen liegt darin begründet, daß die Zähne ein Widerstandszentrum besitzen, welches sich im apikalen Bereich des Zahnes befindet. Alle Kräfte, die nicht durch das Widerstandszentrum verlaufen, führen daher zu Kippungen der Zähne.

Patienten mit einer skelettalen Problematik werden – solange sie sich noch im Wachstum befinden – überwiegend mit funktionskieferorthpädischen Geräten behandelt. Die Funktionskieferorthopädie, die in ihren Grundzügen auf Andresen und Häupl [13] zurückgeführt werden kann, nutzt die Funktion der Muskulatur zur skelettalen Beeinflussung. Der Gegenstand heutiger Forschungsaktivität befaßt sich mit der Fragestellung, wie groß der Anteil dentaler und skelettaler Veränderungen bei der Anwendung verschiedener funktionskieferorthopädischer Geräte ist. Vergleiche sind naturgemäß äußerst schwierig, da auch die Mitarbeit des Patienten, das Können des Behandlers und der Behandlungsbehelf Einfluß auf das Resultat nehmen. Eine endgültige Entscheidung über die tatsächliche Wirkung von funktionskieferorthopädischen Apparaturen kann selbstverständlich nur getroffen werden, wenn eine Vergleichsgruppe unbehandelter Patienten der gleichen Anomalie vorliegt. Da jeder Patient der westlichen Indstustrienationen nach Erkennen einer Anomalie auch behandelt wird, gibt es heute nur wenige Kontrollgruppen.

1.1. Problemstellung

Während sich die herausnehmbaren Geräte fast ausschließlich für die noch im Wachstum befindlichen Patienten eignen, wurde durch die Multibandbehandlung eine Methode entwickelt, die es auch erlaubt, erwachsene Patienten zu behandeln. Das Prinzip einer Multibandbehandlung besteht darin, alle Zähne mit Bändern und Brackets zu versehen und mit unterschiedlichen Drahtmaterialien und aktiven Elementen die Zähne an ihre optimale Position zu bewegen. Derartige Geräte setzen voraus: eine kontrollierte Anwendung von Kräften und Momenten für die körperliche Bewegung.

Während zu Beginn unseres Jahrhunderts die bei der Multibandbehandlung verwendeten Drähte wegen der Korrosionsanfälligkeit hauptsächlich aus Gold bestanden, hat die Entwicklung der rostfreien Legierungen zur Ablösung der Golddrähte geführt. Diese Materialien weisen jedoch den Nachteil – besonders in der Anfangsphase der Behandlung – des sehr hohen Elastizitätsmoduls von 180 kN/mm^2 auf [186]. Dieses hohe E-Modul führt zu einer hohen Last-/Biegerate und kann somit sehr schnell die physiologische Grenze der Zahnbewegungen übersteigen. Aus diesem Grund nutzt Jarabak [111,112] bei seiner Light-Wire-Edgewise-Appliance zur Reduktion der Festigkeit kleinere Drahtdurchmesser und viele Loops zur Reduktion der übertragenden Kräfte. Da die Kraftübertragung bei einem runden Draht proportional der vierten Potenz des Drahtdurchmessers und umgekehrt proportional der dritten Potenz der Drahtlänge ist, kann die Festigkeit sowohl durch Reduktion des Durchmessers als auch durch das Einbiegen von Loops verringert werden. Letztgenanntes Vorgehen ist für den Behandler äußerst zeitintensiv und dem Patienten erschwert es die unbedingt erforderliche Zahnreinigung. Auch die Einführung der Kobalt-Chrom-Legierungen, wie sie in der Ricketts-Technik üblich sind, bringt keinen Gewinn, da das E-Modul dieser Drähte mit den zuvor beschriebenen Legierungen nahezu gleich sind. Der Vorteil von Elgiloy-Legierungen liegt jedoch darin, daß die Drähte leichter durch den Behandler geformt werden können und durch die anschließende Vergütung diese Drähte den Edelstahllegierungen ähnlicher werden.

1.2. Entwicklung der Memory-Legierungen

Die Entwicklung der Nickel-Titan-Legierungen, genannt Nitinol (steht für Nickel-Titan Naval Ordanance Laboratory), im Jahre 1963 brachte entscheidende Vorteile für die kieferorthopädische Behandlung [42,43]. Andreasen und Hilleman [10] beschrieben 1971 zum ersten Mal die Anwendung von Nitinol-Drähten in der Kieferorthopädie. Durch die Einführung dieser Legierungen stand ein Material zur Verfügung, das sich mit einem E-Modul von 35 kN/mm^2

um den Faktor 6 von den Stahl-Legierungen unterschied. Zusätzlich hatte die NiTi-Legierung ein außerordentlich hohes Deflexionsvermögen, so daß permanente Verbiegungen durch Kautätigkeit des Patienten nahezu ausgeschlossen wurden. Diese Legierungen hatten eine Umwandlungstemperatur, die weit oberhalb der Mundtemperatur lag. Dieses führte dazu, daß die Drähte im martensitischen Bereich verwendet wurden. Im martensitischen Bereich verhalten sich jedoch diese Legierungen wie Bleidraht, d. h. sie kehren nicht in den ursprünglichen Zustand zurück, solange nicht eine entsprechende Temperaturerhöhung erfolgt. Um die Drähte für die kieferorthopädische Therapie nutzbar zu machen, wurden sie mechanisch gehärtet (work-hardened martensite). Dieser aufgehärtete Martensit unterbindet die martensitische Transformation und zeigt daher weder einen Memory-Effekt noch eine Pseudoelasitizität.

Die Nutzbarmachung des Memory-Effektes stellten Andreasen und Brady [8] 1972 vor. Die Idee dieser Autoren war, die ca. 8 %-Dehnung im martensitischen Plateau für den kieferorthopädischen Lückenschluß nutzbar zu machen. Zu diesem Zweck muß ein kalter Draht in die Bänder und Brackets der Multibandapparatur gebracht werden, der sich anschließend nach Erwärmung auf Körpertemperatur um 8 % seiner Länge verkürzt. Diese beschriebene Methode hat sich offensichtlich jedoch in der Kieferorthopädie nicht durchsetzen können, da einerseits das Einbringen eines kalten Bogens sich als recht schwierig gestaltet, zum anderen nach der Erwärmung außerordentlich hohe Kräfte auf die Zähne auftreten.

Eine Weiterentwicklung der oben beschriebenen Nitinol-Legierungen wurde 1986 von Miura et al. vorgestellt [154]. Die Sentalloy-Drähte besitzen Umwandlungstemperaturen im Bereich von ca. 20°. Durch Erwärmung dieser Drähte auf Mundtemperatur werden vorherige plastische Verformungen rückgängig gemacht. Die heute in der Kieferorthopädie verwendeten NiTi-Drahtmaterialien zeichnen sich durch folgende Eigenschaften aus:

1. niedriges E-Modul (35 kN/mm^2),
2. gutes Rückstellvermögen nach erfolgter Deflexion,
3. Memory-Effekt,
4. Superelastizität (Pseudoelastizität).

Unter dem Memory-Effekt versteht man die Eigenschaft, daß ein Material ein Formgedächtnis besitzt, so daß nach vorangegangener Verbiegung und anschließender Erwärmung das Material in seinen ursprünglichen Zustand zurückkehrt [2,6,25,106,211].

Unter Pseudoelastizität (Superelastizität) spricht man von einem Material, daß im spannungsindizierten martensitischen Bereich genutzt wird. In diesem Bereich führt eine Verbiegung dieses Drahtes oder einer Feder zu einem schnellen Anstieg der Kräfte (elastischer Bereich). Anschließend steigen die Spannungen (Kräfte) trotz weiterer Verbiegung nicht weiter an (plastischer Bereich). Nach Entlastung der Materialien kehrt der Draht auf einer Hystereseschleife in seinen ursprünglichen Zustand zurück. Temperatur und Spannung sind in weiten Bereichen gegeneinander austauschbare Variablen [157].

Ein weiterer wichtiger Faktor für den Einsatz dieser Legierungen ist die Biokompatibilität. Obwohl die Nickel-Titan-Drähte ca. 55 % Nickel enthalten, führt die Bindung zum Titan zu einer außerordentlich günstigen Biokompatibilität [118]. Nickelsulfate, die zu einer Allergie des Patienten führen können, treten in der Mundhöhle nicht auf. Dennoch sollten die Patienten zu einer guten Mundhygiene angehalten werden, da länger haftende Speisereste einen Einfluß auf den ph-Wert nehmen können. Park und Schearer [169] konnten in ihrer Untersuchung nachweisen, daß die zusätzliche Nickelaufnahme durch kieferorthopädische Geräte ca. nur 1/10 der natürlichen Nickelaufnahmen beträgt.

Die hier beschriebenen Nickel-Titan-Legierungen eignen sich für viele Phasen der kieferorthopädischen Behandlung. Während einer Nivellierungsphase wird hauptsächlich das geringe E-Modul und das gute Rückstellvermögen genutzt. Bei Federn und Teilbögen ist es die Pseudoelastizität, die zur konstanten Kraft- und Momentenübertragung auf die Zähne von Vorteil ist. Die Einprägung eines neuen Memory bei Temperaturen von ca. 360°C – 520°C ermöglicht darüber hinaus eine Formgestaltung, die dem Patienten angepaßt ist und eine Veränderung der physikalischen Eigenschaften des Materials in bestimmten Bereichen des Zahnbogens.

Die hervorragenden Eigenschaften der Nickel-Titan-Legierungen ergeben sich durch die Umwandlung des Materials in verschiedenen Phasen. Sowie das Wasser als Eis, Flüssigkeit und Gas je nach Temperatur auftritt und völlig unterschiedliche physikalische Parameter aufweist, durchlaufen die verwendeten Nickel-Titan-Legierungen martensitischen, spannungsinduzierten Martensit- und Austenit-Bereich. Auch hier weisen alle drei Phasen unterschiedliche physikalische Eigenschaften auf.

2. Anwendung von Memory-Legierungen in der Technik und Medizin

2.1. Technischer Anwendungs- bereich

In der Technik gibt es heute schon viele Anwendungen für Nickel-Titan-Legierungen. Im Gegensatz zur Anwendung in der Kieferorthopädie spielt in der Technik die wichtige Eigenschaft der Superelastizität praktisch keine Rolle. Es stehen nicht im Vordergrund die konstante Abgabe von Kräften und Momenten, sondern der Memory-Effekt und die Formkonstanz. Pipelines und Leitungsrohre werden heute schon durch Nickel-Titan-Manschetten miteinander verbunden [25,116]. Dazu wird die Nickel-Titan-Manschette so weit heruntergekühlt, daß sie sich im martensitischen Bereich befindet. In diesem Zustand werden die Leitungsrohre mit der Manschette verbunden. Die anschließende automatische Erwärmung führt dazu, daß die Manschette sich im Austenit-Zustand befindet. Diese Verbindungen sind außerordentlich fest, solange das Rohrleitungssystem nicht so weit abgekühlt wird, daß die Manschette wieder in den martensitischen Bereich hineinkommt. Typischerweise werden mit solchen Manschetten Unterwasserpipelines verbunden. Ein ähnliches System wird auch für Stecksockel bei integrierten Bausteinen angewendet [63,78,210]. Im martensitischen Zustand können die integrierten Bausteine eingesetzt werden. Die anschließende Erwärmung auf Zimmertemperatur oder höhere Temperaturen wandelt die Kontakte vom martensitischen in den austenitischen Zustand um. Im Automobilbau sowie in der Heizungs- und Regeltechnik finden Nickel-Titan-Legierungen eine häufige Anwendung [212,

214,217]. Nebelscheinwerfer werden dadurch geschützt, daß im nicht eingeschalteten Zustand Lamellen die Glasoberfläche bedecken (die Feder befindet sich im martensitischen Bereich). Durch Einschalten der Birne erhitzt sich die Feder und erreicht dabei den austenitischen Bereich, der dann in der Lage ist, die Lamellen zu öffnen [106,212,217].

Durch die Beeinflussung der Umwandlungstemperatur von Austenit in Martensit bzw. Martensit in Austenit können auch diverse Anwendungen im Bereich der Klimatechnik realisiert werden. An den Stellen, wo früher Bimetalle ihre Anwendung fanden bzw. umfangreichere elektronische Regelschaltungen benutzt wurden, kann dieses durch die Anwendung von Nickel-Titan-Materialien einfacher gelöst werden. Die beschriebenen Anwendungen lassen sich deshalb gut realisieren, weil heute der Temperaturbereich der Nickel-Titan-Legierung (Mf/As) in einem Bereich zwischen 0° und 80° liegt. Spezielle Legierungen können sogar den Bereich über 100° hinaus verschieben [72].

Bei Sprinkleranlagen übernehmen Shape-Memory-Legierungen die Auslösung der Wasserberieselung [160].

Durch die gleichzeitige Anwendung von Stahl- und Nickel-Titan-Federn können Regelventile aufgebaut werden, die ohne elektrische Steuerung einen Durchfluß regeln [74]. Greifarme von Robotern enthalten teilweise Nickel-Titan-Federn, da durch entsprechende Temperaturen eine Feinsteuerung der Roboterfinger ermöglicht wird. Hitachi verwendet für die Simulation der Finger einer menschlichen Hand Nickel-Titan-Legierungen [77].

Inzwischen finden Nickel-Titan-Legierungen auch Anwendung bei der Herstellung von Brillengestellen [60]. Das Memory muß jedoch in diesen Fällen bei Temperaturen zwischen 400°C und 500°C einprogrammiert werden.

2.2. Medizinische Anwendung

Neben der Anwendung von Nickel-Titan-Legierungen in der Kieferorthopädie werden derartige Materialien hauptsächlich in der Orthopädie genutzt [26,27,28,92,206,219]. Auch bei diesem Anwendungsbereich spielt die Pseudoelastizität dieses Materials praktisch keine Rolle. Verwendet werden Nickel-Titan-Legierungen für die Osteosynthese. Nach Frakturen an verschiedenen Knochen des Körpers werden Osteosyntheseplatten im martensitischen Temperaturbereich angebracht. Durch die Erwärmung der Platten auf Körpertemperatur gelangt das Material in den austenitischen Zustand und übt damit einen Druck auf die frakturierte Stelle aus. Neben den Osteosyntheseplatten, die mit Schrauben befestigt werden, können in verschiedenen Fällen einfache Nickel-Titan-Klammern, die die Frakturstellen aufeinander zubewegen, angebracht werden [92]. In allen Fällen wird die Umwandlung von Martensit in den Austenit zur Kraftübertragung genutzt. Die Anwendung von Osteosyntheseelementen ist sehr vielfältig, befindet sich aber in vielen Fällen noch im experimentellen Stadium. Besonders vorteilhaft ist die Anwendung der Nickel-Titan-Legierungen, da es nahezu keine Korrosion gibt. Selbst nach einer Liegedauer von 1,6 Jahren konnte bei Tierexperimenten keinerlei Korrosion gefunden werden [92]. Diese außerordentlich positiven Resultate machten es auch möglich, daß Nickel-Titan-Legierungen Anwendung beim Menschen fand. In allen Fällen wird von einem besonders günstigen Heilungsverlauf berichtet. Die Biokompatibilität von Nickel-Titan-Legierungen hat sich als besser erwiesen als reine

Titan-Legierungen bzw. Edelstahllegierungen. Diese Tatsache und die Umwandlung der Legierungen von dem martensitischen in den austenitischen Zustand macht den Einsatz von Nickel-Titan-Legierungen bei Frakturen möglich.

Die gute Biokompatibilität führte auch zur Nutzung der Nickel-Titan-Legierungen für Implantate im Bereich des Ober- und Unterkiefers beim Menschen [76]. Auf Implantate können anschließend Brückenversorgungen hergestellt werden, die das Kauvermögen der Patienten entscheidend verbessern.

Einen weiteren Einsatzbereich der Nickel-Titan-Legierungen gibt es in der Artroskopie [135]. Die bisher verwendeten Drähte in Längen von 25 cm bis 400 cm mit einem Durchmesser von 0,35 mm bis 1 mm bestehen aus rostfreiem Stahl. Teilweise sind diese Drähte teflonbeschichtet, damit eine verminderte Reibung erreicht wird. Durch die Verwendung von Nickel-Titan-Legierungen ergeben sich folgende Vorteile:

1. Es besteht keine Gefahr der Abknickung, was ein erhöhtes Verletzungsrisiko des Patienten verhindert.
2. Es wird eine bessere Steuerfähigkeit erreicht, was bedeutet, daß eine Rotation am Ende des Drahtes sich bis zum Anfang auswirkt.

Die genannten Vorteile können bei den Stahldrähten nicht beobachtet werden. Andererseits gibt es jedoch nur wenige Untersuchungen darüber, ob das geringere E-Modul und damit die verkleinerte Steifigkeit der Nickel-Titan-Legierungen einen Einfluß auf den klinischen Ablauf einer Artroskopie haben. Sicherlich wird in den nächsten Jahren der Anwendungsbereich superelastischer Materialien im Bereich der Medizin noch erheblich erweitert werden. Vermutlich kommt es auch zu einer erweiterten Anwendung, wenn die pseudoelastischen Eigenschaften des Materials mehr genutzt werden.

3. Eigenschaften von Memory-Legierungen und deren Nutzung in der Kieferorthopädie

Im Gegensatz zu den beschriebenen Anwendungen der Nickel-Titan-Legierungen in der Technik, werden in der Kieferorthopädie zur Bewegung von Zähnen mehr Eigenschaften dieser Materialien genutzt.

3.1. Die hohe Deflexion

Bei der Bewegung der Zähne entlang des Bogens werden in der Regel Drähte zur Führung genutzt. Insbesondere nach vorangegangenen Extraktionen, müssen eingesetzte Drähte auch Abstände von mehr als 10 mm überbrücken. Durch die übliche Kautätigkeit der Patienten besteht gerade an diesen Stellen die Gefahr, daß die ungeschützt laufenden Stahlbögen permanent deformiert werden. Eine derartige Deformierung führt zu einem automaschen Stop der Zahnbewegung und hat einen damit nicht unerheblichen Einfluß auf die Behandlungsdauer. Durch die Anwendung von Materialien mit einem großen Deflexionsvermögen führt auch das Kauen von harten Speisen nicht zu einer permanenten Verformung des Führungsbogens. Das große Deflexionsvermögen ist nicht nur ein Vorteil der superelastischen NiTi-Legierungen, sondern konnte bereits bei den sogenannten Work-Hardened Legierungen gefunden werden [11,228] (Abb. 1).

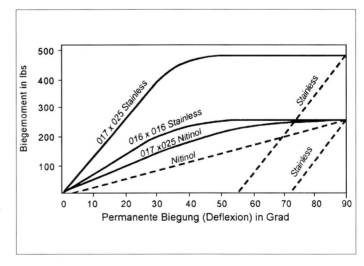

Abb.1: NiTi-Legierungen zeigen im Biegemoment-/Deflexionsdiagramm gegenüber Stahldrähten ein großes Deflexionsvermögen (nach [228]).

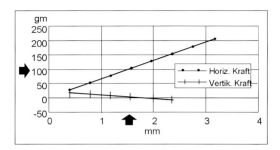
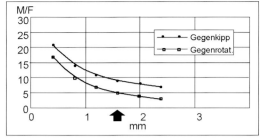

Abb. 2a u. b: (a) Graphische Darstellung der horizontalen Kräfte (gm) und (b) Darstellung der M/F-Verhältnisse der Antikipp- und Antirotationsbiegungen in Abhängigkeit von der Aktivierung (mm) der Retraktionsfeder nach Gjessing (nach [84]).

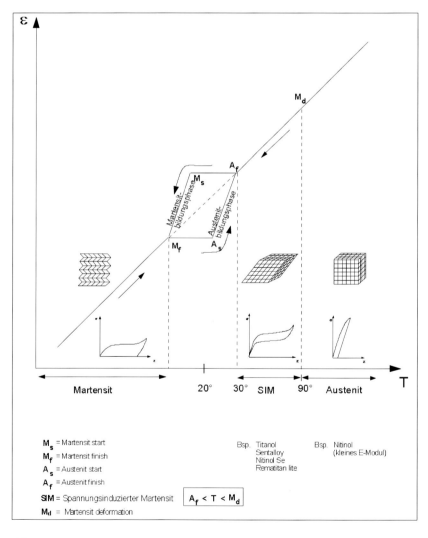

Abb. 3: Temperaturabhängigkeit der Materialparameter von Memory-Legierungen. Eine Niedrigtemperaturphase und martensitische Legierung ist von einer Hochtemperaturphase und einer austhenitischen Legierung zu unterscheiden. Diese steht in Abhängigkeit von der jeweiligen AS-Temperatur [236].

3.2. Kleine Last-/Biegerate

Durch das größere E-Modul von Edelstahllegierungen im Vergleich zu den Nickel-Titan-Legierungen führt bei gleichem Drahtdurchmesser eine kleine Aktivierung von Stahl zu einer hohen Kraftübertragung auf die Zähne. So zeigt die von Gjessing [82,84] entwickelte und aus Stahldraht hergestellte Retraktionsfeder für Eckzähne bei einer Aktivierung von 3 mm eine Kraft von ca. 2 N. Die damit entstehende Last-/Biegerate beträgt 0,66 N/mm und bedeutet für den Anwender, der mit einer Kraft von 1 – 1,5 N den Eckzahn bewegen möchte, daß er mit außerordentlicher Präzision eine Aktivierung von ca. 1,6 mm durchführen muß (Abb. 2). Bei einer Retraktionsfeder mit einem T-Loop aus einer Nickel-Titan-Legierung und einem Stahldraht, der über eine Quetschverbindung mit dem T-Loop aus Nickel-Titan verbunden ist, ergab sich eine Last-/Biegerate, die nur halb so groß ist im Vergleich zur Gjessing-Feder (Kapitel 11.6.).

Der Vorteil der kleinen Last-/Biegerate bedeutet für den Behandler eine Erweiterung seiner Aktivierungsmöglichkeit, ohne bereits frühzeitig in eine Überlastungssituation mit den nachfolgenden Resorptionen zu gelangen. Zu große Kräfte und Momente führen unweigerlich zu irreversiblen Schäden. Es ist demnach das Bestreben verständlich, möglichst Behandlungsbehelfe zu verwenden, die eine kleine Last-/Biegerate haben, damit ein größerer Spielraum bei der Aktivierung der Elemente besteht.

3.3. Memory

Während die von Andreasen und Brady [8] entwickelte Idee, die ca. 8 %ige Dehnung zwischen der martensitischen und austenitischen Phase zu nutzen, heute nicht mehr verfolgt wird, hat die Umwandlung der Phasen vom Martensit ins Austenit und umgekehrt eine besondere Bedeutung erhalten. Nickel-Titan-Le-

gierungen mit geringen Kupferbeimengungen, heute als martensitische oder temperaturempfindliche Drähte bezeichnet, eigenen sich besonders für die anfänglichen Nivellierungsaufgaben.

Unter Memory versteht man das Verhalten eines Materials, das in der martensitischen Phase permanent verbogen werden kann und sich dort wie ein Bleidraht verhält, in der austenitischen Phase sich an die eingeprägte Formgebung erinnert und unter Leistung von Arbeit zu dieser Form zurückkehrt [78, 211,216]. Die Vorgänge dieses Verhaltens sind auf dem Dehnungs-/Temperaturdiagramm (Abb. 3) und dem Spannungs-/Dehnungsdiagramm (Abb. 4) wiedergegeben.

Unterhalb einer Temperatur von Mf befindet sich das Material in einem martensitischen Zustand. In diesem Zustand können Formveränderungen unter Anwendung geringer Kräfte vorgenommen werden. Nach Entlastung des Drahtes kehrt dieser jedoch nicht in seinen ursprünglichen Zustand zurück (Abb. 4). Durch Erhitzen dieses Drahtes über den Punkt Mf (Martensit finish) hinaus kommt innerhalb der austenitischen Transformationsphase de-

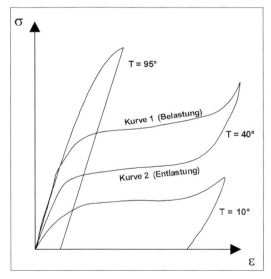

Abb. 4: Spannungs-/Dehnungsverhalten von kieferorthopädisch genutzten Memory-Drähten in Abhängigkeit von der Temperatur [241].

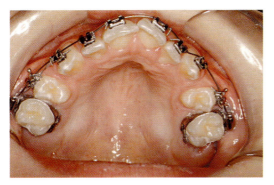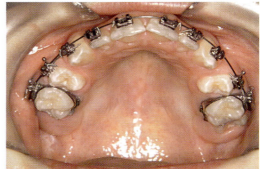

Abb. 5 u. 6: Bei dem Patienten bestehen Fehlstellungen im Bereich der Oberkieferfrontzähne. Durch das Einligieren eines .016er martensitischen Drahtes wurde innerhalb einer Zeit von 4 Wochen eine gute Ausrotation der Zähne und transversale Ausformung des Zahnbogens erreicht. Der Anwendungsbereich derartiger Legierungen ist außerordentlich vielfältig.

Punkt As (Austenit start), und mit dem Erreichen der Temperatur Af (Austenit finish) befindet sich die Probe im austenitischen Bereich. Durch die Temperaturerhöhung ist ein Prozeß abgelaufen, der einen Einfluß hatte auf die Kristallgitterstruktur der Legierung und eine Phasenumwandlung von dem martensitischen in den austenitischen Bereich bewirkte.Wird die Probe erneut abgekühlt, gelangt sie über die Temperatur Ms (Martensit start) wieder zur Mf (Martensit finish) und wandelt sich von dem austenitischen in den martensitischen Zustand um [106,211,218]. Diese Vorgänge sind beliebig reversibel und werden kieferorthopädisch genutzt [154]. Temperatur und mechanische Spannung sind gleichwertige Parameter bei der Phasentransformation (Abb. 3) [157].

Nickel-Titan-Legierungen mit einer geringen Beimengung von Kupfer werden hergestellt für den As-Temperaturbereich von 15°C – 40°C. Diese Materialien verhalten sich wie unter Abbildung 4 gezeigt. Bei Raum- bzw. niedrigeren Temperaturen kann das Drahtmaterial entsprechend der Anomalie der Zähne geformt werden. Nach Erwärmung des Drahtmaterials auf Mundtemperatur oder höher erzeugen diese Drähte eine Spannung, die in Abhängigkeit von der vorliegenden Temperatur zu sehen ist [107]. Im Idealfall nehmen die Drähte die Form an, die ihnen zuvor bei einer Temperatur von 360° – 520°C einprogrammiert wurde.

Durch die Anwendung dieser besonderen Legierungen entstehen zwei wichtige Aspekte für die kieferorthopädische Behandlung.

a.) Durch das Trinken kalter Getränke kann der Patient selber die Spannung – zumindest zeitweise – steuern und somit die auf die Zähne wirkenden Kräfte deutlich reduzieren.

b.) Durch die typische Nahrungsaufnahme von kalten und warmen Speisen bzw. Getränken entstehen keine Dauer-, sondern intermittierende Kräfte, die sich offensichtlich besonders günstig auf den Gewebeumbau auswirken. Typisch für die Anwendung derartiger Drähte sind die Abbildungen 5 und 6.

3.3.1. Einweggeffekt

Der Memory-Effekt wird in der Regel als Einwegeffekt beschrieben (Abb. 7).

Der zunächst martensitische Draht (Abb. 7a) erhält eine Tip-back-Biegung (Abb. 7b). Dabei befindet sich der Draht noch weiterhin im martensitischen Zustand. Durch ein Erwärmen des Drahtes (Abb. 7c) kehrt der Draht in seine ursprüngliche Lage zurück, da er vom martensitischen Zustand in den austenitischen Zustand übergeht. In dieser Phase ist es möglich, daß der Draht eine Arbeit leistet. Nach weiterem Ab-

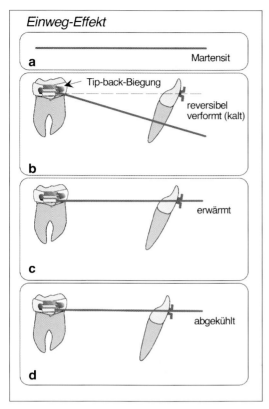

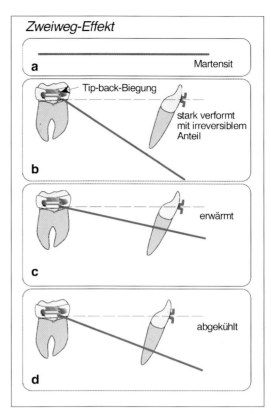

Einweg-Effekt

a — Martensit

Tip-back-Biegung

reversibel verformt (kalt)

b

erwärmt

c

abgekühlt

d

Zweiweg-Effekt

a — Martensit

Tip-back-Biegung

stark verformt mit irreversiblem Anteil

b

erwärmt

c

abgekühlt

d

Abb. 7a – d: Der Einwegeffekt entsteht, wenn der Draht reversibel verformt wird und durch anschließenden Temperatureinfluß die Biegung vollständig aufgehoben wird. Durch den Einwegeffekt wird die Bewegung der Zähne in einer Richtung gewährleistet. Die Bewegung wird nicht bei konventionellen Drähten durch ungünstige Kaueinflüsse verhindert (nach [187])

Abb. 8a – d: Der Zweiwegeffekt führt bei der kieferorthopädischen Zahnbewegung zu einer unterschiedlichen Aktivierung des Drahtes in Abhängigkeit von der Temperatur (nach [187]).

kühlen (Abb. 7d) behält der Draht seine ursprüngliche Form bei, da keine weitere Kraft auf ihn wirkt. Diese Effekte sind besonders ausgeprägt bei den CuNiTi-Legierungen, da wie beschrieben die Umwandlungstemperatur im Bereich der Mundtemperatur liegt.
Fälschlicherweise versuchen viele Behandler, die Nickel-Titan-Drähte mit üblichen Zangen zu verformen. Bei einer solchen starken Verformung bleibt auch tatsächlich eine gewisse Biegung nach Erwärmung des Drahtes erhalten. Dies ist auf eine teilirreversible Schädigung der

Legierung zurückzuführen [218]. Auf diese Weise durchgeführte Biegungen durch den Behandler sind jedoch kaum kieferorthopädisch zu nutzen. Man spricht in diesem Fall von dem sogenannten Zweiwegeffekt.

3.3.2. Zweiwegeffekt

Bei dem Zweiwegeffekt wird ein martensitischer Draht (Abb. 8a) mit einer Zange kalt verformt (Abb. 8b). Die Verformung ist dabei jedoch so stark, daß nach Erwärmen des Drahtes (Abb. 8c) der Draht im austenitischen Zustand nicht vollständig in seine ursprüngliche Form zurückkehrt. Diese bleibende Verbiegung ist darauf zurückzuführen, daß es einen reversiblen und einen irreversiblen Anteil bei dieser Biegung gab. Nach erneutem Abkühlen (Abb. 8d) verstärkt sich die Biegung des Drahtes. Diese Biegung ist jedoch schwächer verglichen zur anfänglichen Verformung mittels Zangen (Abb. 8a) [216,218].

3.4. Superelastizität

Statt Superelastizität wird auch häufig der Begriff Pseudoelastizität gewählt. Man versteht unter diesem Begriff, daß nach Dehnung eines Drahtes sich an den elastischen Teil der Spannungs-/Dehnungskurve ein plastischer Teil anschließt, der trotz weiterer Dehnung nicht zu einer Erhöhung der Spannung führt [211]. Superelastische bzw. pseudoelastische Nickel-Titan-Drähte weisen eine Superelastizität bis zu einer Dehnung von 8 – 10 % auf. Die Nutzung der Superelastizität für kieferorthopädische Materialien hat für den Behandler den großen

Vorteil, daß selbst nach Überaktivierungen die auf den Zahn einwirkende Spannung sich in physiologischen Grenzen bewegt (Abb. 9).

Bei den üblichen Nivellierungsaufgaben in der Kieferorthopädie wirkt sich jedoch die Superelastizität nicht aus. Bei extremen Fehlstellungen könnte durch das Einligieren eines dünnen Bogens tatsächlich der plastische Bereich einer Nickel-Titan-Legierung erreicht werden. Dieses ist jedoch in aller Regel unerwünscht, da die reziproken Kräfte auf die Nachbarzähne zu außerordentlich unerwünschten Bewegungen führt.

Die Nutzung der Pseudoelastizität sollte ein wichtiges Ziel für die kieferorthopädische Behandlung sein, da auf diese Weise Zähne vor Überlast geschützt werden können. Pseudoelastische Druck- und Zugfedern (Abb. 10), die bereits konfektioniert im Handel erhältlich sind, nutzen diese pseudoelastischen Bereiche (Kapitel 7 u. 8).

Darüber hinaus gibt es wenig praktikable Möglichkeiten, positive Eigenschaften zu nutzen.

Für die Einordnung von verlagerten Eckzähnen empfiehlt sich die Stabilisierung des Zahnbogens über einen Stahldraht. Die Kraftübertragung auf den einzuordnenden Eckzahn wird durch einen dünnen, superelastischen Overlay-Bogen erzeugt (Kapitel 6.1.3.). In diesem Fall wird tatsächlich die Superelastizität des Overlay-Bogens genutzt.

Für die Aufrichtung von Molaren, die Retraktion von Eckzähnen und den Torque für die Inzisiven ist es sinnvoll, eine Kombination aus Nickel-Titan-Legierung und Stahl zu wählen [192,193,238,239,241]. Der Grund für diese Kombination aus Nickel-Titan-Draht und Stahl ist, daß schon bei kleineren Biegeraten bzw. kleineren Torsionen das superelastische Plateau der Legierung genutzt wird. Da bei den Nickel-Titan-Legierungen Temperatur und an dem Draht anliegende Spannung identische Variablen sind, zeigen die Spannungs-/Dehnungs-Kurven immer eine ausgeprägte Hysterese (Abb. 11).

Für die auf den Zahn wirksam werdende Kraft ist dabei jeweils die Rücklaufkurve von kieferorthopädischem Interesse.

Es wird das Ziel weiterer Forschungsaktivität

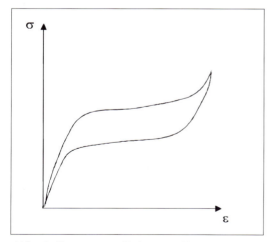

Abb. 9: Spannungs-/Dehnungsdiagramm einer NiTi-Legierung.

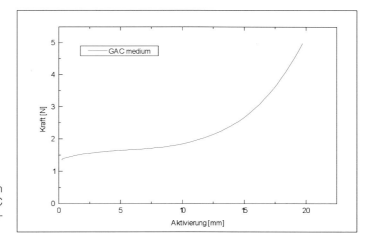

Abb. 10: Kraft-/Wegdiagramm einer Zugfeder (Zugfeder GAC medium). Darstellung der Rücklaufkurve.

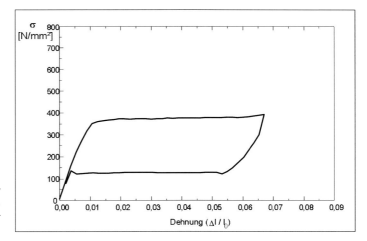

Abb. 11: Spannungs-/Dehnungsdiagramm einer NiTi-Legierung. Die Legierung zeigt ein ausgeprägtes Hystereseverhalten.

sein, neue Behandlungsbehelfe zu entwickeln, die die Superelastizität der Nickel-Titan-Legierungen nutzen. Gerade die Verbindung der superelastischen Drähte mit dem wesentlich steiferen Stahldraht werden die künftigen Anwendungsbereiche dieser Nickel-Titan-Legierungen in der Kieferorthopädie erweitern.

3.5. Formbarkeit durch hohe Temperaturen

Die für die Behandlung angebotenen Nickel-Titan-Bögen werden nach Mittelwertbetrachtungen hergestellt. Einige Firmen bieten sowohl schmale, mittlere als auch breite Bögen an. Trotz dieser Unterteilung ist die Anwendung dieser Drähte recht problematisch. Verschiedene Nachuntersuchungen haben gezeigt, daß eine Verbreiterung der Eckzahn-Eckzahn-Distanz im Unterkiefer in kaum einem Fall

stabil bleibt [102]. Die Anwendung der vorgeformten Nickel-Titan-Bögen führt in den meisten Fällen zu Veränderungen der transversalen Breiten. Außerdem müssen bei vielen Be-
handlungen zusätzlich Biegungen zweiter und
dritter Ordnung erfolgen, damit die individuellen Probleme des Patienten, wie z. B. tiefer Biß,
offener Biß und Steilstand der Schneidezähne,
gelöst werden können.

Nickel-Titan-Drähte sollten nur dann im Munde
verwendet werden, wenn auch die tatsächliche
Größe des Bogens den Erfordernissen des Patienten angepaßt werden kann. Eine Möglichkeit hierzu besteht in dem Einprogrammieren
eines neuen Memory bei einer Temperatur von
360°C – 520°C. Im aufwendigsten Fall muß
hierfür eine Form hergestellt werden, so daß
anschließend diese Drähte in einem entsprechenden Ofen mit einem neuen Memory versehen werden. Eine einfachere Lösung bietet
Miura [153] mit seiner DERHT-Methode an, bei
dem der Bogendraht durch eine Stromquelle
so weit erhitzt wird, daß die gewünschten Temperaturen erreicht werden. Der Nachteil dieses
Gerätes besteht jedoch darin, daß die Erwärmung exponentiell erfolgt und somit der Behandler vor die schwierige Aufgabe   gestellt
wird, wann der Strom zu unterbrechen ist. Sander [187] hat durch den Memory-Maker ein
praktikableres Gerät auf den Markt gebracht,
daß als impulsgesteuerte Stromquelle bezeichnet werden kann. Je nach Länge und
Durchmesser des Bogendrahtes werden ge-
taktete Stromimpulse von 1 – 12 A über Zangen auf den elektrisch leitenden Bogen gebracht. Durch die Unterbrechung des Strom-
flusses erfolgt eine langsamere und kon-
trollierbare Beeinflussung der Drahtbogen-
form. Mit dem Memory-Maker läßt sich nicht
nur die Breite des Bogens einstellen, sondern
darüber hinaus auch die für die Kieferorthopädie wichtigen Biegungen zweiter und dritter
Ordnung, die jeweils aus der ursprünglichen
Drahtbogenebene herausführen [125,145,
187,237]. In Abhängigkeit von der gewählten
Anlaßfarbe kann in bestimmten Abschnitten
des Drahtes eine Temperatursteuerung erfolgen. Dieses Gerät ermöglicht erstmals den un-
problematischen Einsatz von Nickel-Titan-Le-

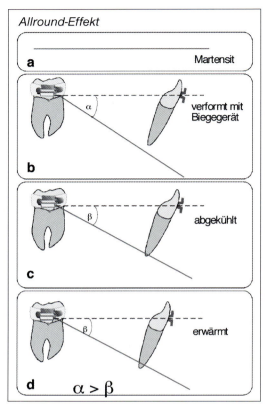

Abb. 12: Allround-Effekt. Der Draht wird mittels
eines Biegegerätes durch Erhitzung gebogen. Entgegengesetzt zu Biegungen mit Zangen ohne zusätzliche Temperaturerhöhung, bleibt hier die ein-
gegebene Biegung voll erhalten (nach [187]).

gierungen bei Patienten, bei denen der Idealbogen (wie in den meisten Fällen) idealisiert
werden muß.

Die Formbarkeit der Drähte bei höheren Temperaturen wird in der Technik auch als Allround-Effekt bezeichnet (Abb.12).

Bei dem Allround-Effekt kehrt ein Draht, der
sich in einem martensitischen Zustand befindet, trotz erfolgter Verbiegungen in seine ursprüngliche Form zurück, sobald der Draht erwärmt wird [106,211,216]. Durch die individuelle Formgebung des Drahtes wird erstmalig
der Anomalie des Patienten Rechnung getragen, und es kommt zu einer Individualisierung

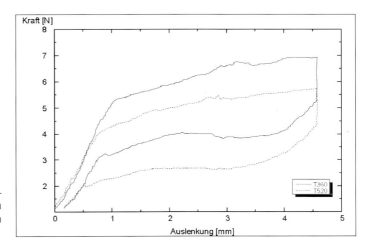

Abb. 13: Einfluß der Temperaturbehandlung auf das Kraftniveau
superelastischer Drahtmaterialien
[237].

der Zahnbogenform und -größe. Dabei ist es von großer Wichtigkeit, daß die Programmierung des Drahtes weiterhin die Superelastizität bestehen läßt, solange sich der Draht in einem Temperaturbereich zwischen Af und Md befindet.

3.6. Änderung der physikalischen Eigenschaften durch Temperaturbehandlung

In Abhängigkeit von der angewandten Temperatur (360°– 520°C) und der Dauer der Temperatureinwirkung können darüber hinaus die physikalischen Eigenschaften der Legierung beeinflußt werden [122,154,155,168,237]. Bei höheren Temperaturen bzw. längerer Einwirkzeit der Temperaturen ändert sich die Hyste-

rese des Kraft-/Wegdiagramms ganz wesentlich. Sowohl die Belastungs- als auch die Entlastungskurve liegen auf einem erheblich niedrigeren Kraftniveau verglichen mit dem unbehandelten Draht (Abb. 13).

Diese interessante Eigenschaft, die die Kraft um den Faktor 3 reduzieren kann, ist durchaus vergleichbar mit einem Draht geringeren Durchmessers. Durch die Anwendung des Memory-Makers kann somit ein Draht segmentweise temperaturbehandelt werden und erspart in vielen Fällen die bei den Stahldrähten üblichen Loops (Kapitel 9 und 10). Bei der häufigen Behandlungsaufgabe, einen Eckzahn einzuordnen, kann der Bereich zwischen Prämolar und seitlichem Schneidezahn in der Weise behandelt werden, daß auf den Eckzahn eine geringere Kraft ausgeübt wird und der Draht in diesem programmierten Abschnitt sich im Bereich des pseudoelastischen Plateaus befindet (Kapitel 10.3.).

4. Klassifizierung von SE-Materialien in der Kieferorthopädie

4.1. Das Spannungs-/Dehnungsverhalten pseudoelastischer Legierungen

In der Kieferorthopädie werden die pseudo-elastischen Drähte zur Bewegung der Zähne im wesentlichen durch Verbiegungen bzw. Torsionen genutzt. Die Dehnung eines Drahtes zur Nutzung in dieser Dehnung gespeicherten Energie kommt bei der Behandlung nicht vor. Andererseits aber geben die Spannungs-/Dehnungsdiagramme der pseudoelastischen Legierung sehr anschaulich das Verhalten des Materials wieder. In ähnlicher Weise verhalten sich auch die Kraft-/Verbiegungsdiagramme sowie die Moment-/Torsionsmessungen. Bei einer Dehnung des pseudoelastischen Materials, das sich im spannungsinduzierten Martensitbereich befindet, von 1 % (Abb. 14) ist nur der elastische Teil dieses Materials zu erkennen. Nach der Entlastung kehrt die Spannung auf der nahezu identischen Kurve wieder auf den Wert 0 zurück. Bei einer Dehnung um 2 % (Abb. 15) schließt sich an den elastischen Teil der plastische Anteil. Nach Entlastung kommt es zu der typischen Hysterese, wobei die Spannungen auf der Hinlaufkurve deutlich höher sind als die Spannungen auf der Rücklaufkurve.

Nach vollständiger Entlastung kehrt dieses Material bei einer Dehnung von 2 % auf den Wert 0 zurück. Bei einer Dehnung des Materials um 7 % (Abb. 16) zeigt die Hinlaufkurve einen nahezu horizontalen Verlauf von 350 N/mm^2 und nach der Entlastung eine ebenfalls horizontal liegende Rücklaufkurve auf einem Niveau von ca. 120 N/mm^2.

Die Tatsache, daß in einem Spannungs-/Dehnungsdiagramm der plastische Anteil in dieser Hysterese trotz weiterer Dehnung keine Span-

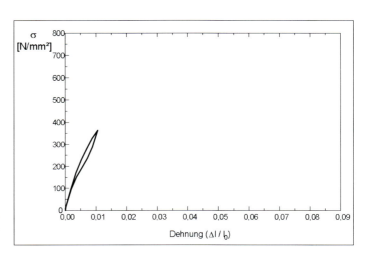

Abb. 14: Zugversuch einer pseuo-delastischen Nickel-Titan-Legierung von 1 %.

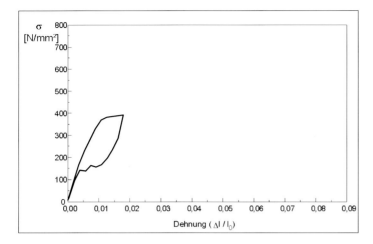

Abb. 15: Zugversuch einer pseudoelastischen Nickel-Titan-Legierung von 2 %.

nungszunahme bewirkt, wird in der Literatur als superelastisch bzw. pseudoelastisch bezeichnet. Für die meisten Anwendungen dürfte die Betrachtung der Rücklaufkuve von Interesse sein, da in der Regel das Material vorgedehnt wird und somit der Rücklauf der Hysterese die entscheidende Spannung erzeugt.

Spannungs-/Dehnungszyklen, die sich innerhalb des Dehnungsbereiches von 0 – 7 % befinden (Abb. 17 u. 18), können sehr gut mit der bereits beschriebenen Abbildung 3 verglichen werden.

Das Spannungs-/Dehnungsdiagramm der verschiedenen Zyklen befindet sich immer innerhalb der Gesamthysterese und zeigt ebenfalls das höhere Belastungs- und das niedrigere Entlastungsniveau auf.

Bei einer Dehnung des Materials um mehr als 7 % schließt sich an den bereits besprochenen plastischen Teil ein neuer elastischer Teil an (Abb. 19).

Bei einer Dehnung von 8,5 % steigt die Spannung auf ca. 650 N/mm^2. Bei einer Entlastung des Materials kehrt die Kurve auf einem nied-

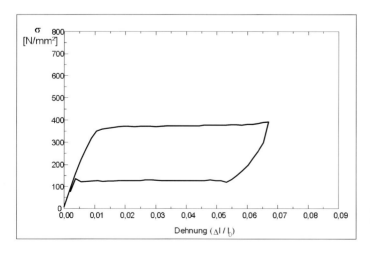

Abb. 16: Zugversuch einer pseuodelastischen Nickel-Titan-Legierung von 7 %.

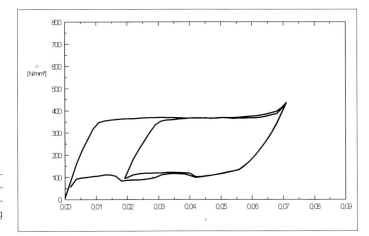

Abb. 17: Zugversuch einer pseudoelastischen Nickel-Titan-Legierung von 7 % mit zyklischer Wie-
derholung der Be- und Entlastung
innerhalb der 7 %igen Dehnung.

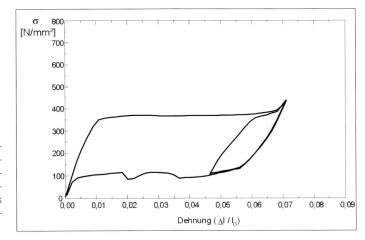

Abb. 18: Zugversuch einer pseudoelastischen Nickel-Titan-Legierung von 7 % Dehnung. Nach Entlastung und neuer Belastung befindet sich die Kurve innerhalb des
bereits aufgezeichneten Span-
nungs-/Dehnungsdiagramms.

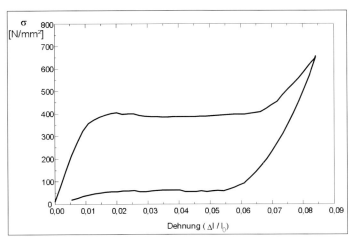

Abb. 19: Zugversuch einer pseudoelastischen Nickel-Titan-Legierung von 8,5 %.

rigeren Spannungsniveau (50 N/mm^2) wieder zurück. Da das Material dabei plastisch verformt war, bleibt eine Restdehnung in Abhängigkeit von der ursprünglichen Dehnung zurück.

Zwei Eigenschaften des Materials sind dabei besonders hervorzuheben:

1. Bei einer Dehnung über den plastischen Anteil des pseudoelastischen Materials hinaus bleibt eine Restdeformation erhalten. Diese Verformung ist abhängig von der Höhe der Belastung.
2. Die Entlastungscharakteristik liegt auf einem deutlich niedrigeren Spannungsniveau als die Entlastungskurve bei einer Dehnung, die nur bis zu 7 % durchgeführt wurde (100 N/mm^2). Bei dem hier verwendeten Titanol-Draht der Stärke .016 x .022 ist die Spannung der Rücklaufkurve nach einer Dehnung von 8,5 % nur halb so hoch wie nach einer Dehnung von 7 %. Da ein ähnliches Verhalten auch bei den pseudoelastischen Federn festgestellt werden konnte, kann dieses auch therapeutisch genutzt werden. Eine zunächst überdehnte Feder erzeugt im Entlastungsfall deutlich geringere Kräfte als eine Feder, die nicht über den plastischen Bereich des Spannungs-/Dehnungsdiagrammes hinaus aktiviert wurde.

5. Anwendung von SE-Materialien in der Kieferorthopädie

Für die Behandlung von Patienten stehen dem Kieferorthopäden folgende Varianten zur Verfügung:

1. Vorgeformte Rundbögen mit einem Durchmesser von 0,4 – 0,5 mm.
2. Vorgeformte quadratische, rechtanguläre Bögen von 0,4 – 0,5 mm.
3. Vorgeformte rechtanguläre Bögen der Dimensionen 0,4 x 0,55 bis 0,55 x 0,66.
4. Konfektioniert hergestellte Zugfedern unterschiedlicher Stärke.
5. Vorgefertigte Druckfedern unterschiedlicher Stärke.

Durch die biomechanischen Untersuchungen an der Poliklinik für Kieferorthopädie der Universität Ulm sind folgende drei Systeme hinzugekommen:

6. Retraktionsfeder für die Eckzähne in Form eines T-Loops aus der Kombination superelastisch und Stahl verbunden über eine Quetschverbindung (Abb. 20).
7. Eine Aufrichtefeder für Molaren aus einem superelastischen z-förmig gebogenen Teil und einem Stahldraht mit Quetschverbindung (Abb. 21).
8. Torquesegmentbögen mit einem Frontsegment aus superelastischem Drahtmaterial und Seitenzahnsegmenten aus Stahl. Auch hier erfolgt die Verknüpfung beider Materialien über eine Quetschverbindung. In Abhängigkeit von der Anwendung ist das superelastische Frontsegment 30° bzw. 45° vorgetorquet (Abb. 22).

Die drei letzten aufgeführten Behandlungselemente sind alle nach dem System konstruiert, daß bei der Bewegung der Zähne möglichst konstante Kräfte und Momente auf die Zähne einwirken, da das pseudoelastische Plateau dieser Legierungen genutzt wird. Über die gleichzeitige Verwendung von superelastischen Materialien, die über eine Klemmverbindung mit dem Stahlmaterial verbunden

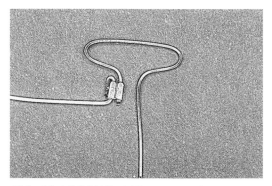

Abb. 20: NiTi-SE-Stahl-Retraktionsfeder.

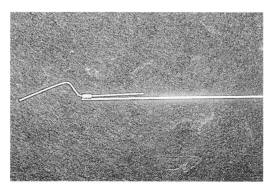

Abb. 21: NiTi-SE-Stahl-Aufrichtefeder.

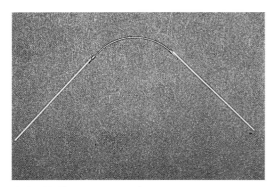

Abb. 22: Torquesegmentbogen.

sind, eröffnen sich völlig neue Behandlungsperspektiven.

1. Die Elemente besitzen einen weiten Arbeitsbereich, so daß eine Nachjustierung entweder gar nicht oder nur selten erforderlich ist.

2. Es wird für die speziellen Anwendungszwecke die Superelastizität genutzt, so daß in weiten Bereichen von konstanten Kräften und Momenten ausgegangen werden kann, die sich für die Zahnbewegung außerordentlich günstig auswirken.

3. Durch das biegbare Stahlteil können diese Elemente patientenspezifisch angepaßt werden und erfüllen somit die Aufgabe, gleichzeitig Materialien mit kleinem und großem E-Modul miteinander zu nutzen.

Die Vorteile dieser Behandlungselemente sind bereits bei vielen Patienten genutzt worden und zeigen eine deutliche Verbesserung vergleicht man dies mit konventionellen Materialien und Federsystemen. Zukünftige Forschungsaktivitäten auf diesem Gebiet werden sicherlich auch noch zur Entwicklung weiterer Behandlungselemente auf dieser Basis führen.

6. Charakterisierung von unterschiedlichen SE-Materialien

6.1. Biegeversuche SE-Bögen

Eine Vielzahl von Nickel-Titan-Legierungen stehen heute dem Behandler für die Multiband-Technik zur Verfügung. Aus der Vielzahl der angebotenen Bögen ist es jedoch schwierig, den Bogen mit der richtigen Materialeigenschaft für den zu behandelnden Patienten auszusuchen. Im Gegensatz zu Stahl- bzw. Elgiloy-Drahtmaterial korreliert das Verhalten von Nickel-Titan-Legierungen nicht mit der angegebenen Dimension. Vor allem die herstellerbedingte Bearbeitungsweise beeinflußt neben den Legierungen selbst die Eigenschaften des Drahtmaterials.

Insbesondere in der Nivellierungsphase sind Nickel-Titan-Legierungen, aufgrund ihres großen Deflexionsvermögens, ein geschätztes Drahtmaterial [4,5,23,113,223]. Im Gegensatz zu anderen Drahtmaterialien führen auftretende Kaukräfte zu keiner permanenten Verbiegung des Drahtes, so daß die Zahnbewegung vollständig erfolgen kann. Eine längere Verweildauer im Munde kann jedoch zu einer Beeinträchtigung der elastischen Eigenschaften führen [97]. Durch das geringere Elastizitätsmodul verglichen zu Stahlbögen können größere Bogendimensionen bei Verwendung einer Nickel-Titan-Legierung zur Anwendung kommen. Dadurch wird eher eine körperliche kontrollierte Zahnbewegung erreicht, da das Spiel im Bracketslot sich reduziert. Andererseits kann die Verwendung von großen Bogendimensionen bei Nickel-Titan-Legierungen leicht zu einer transversalen Zahnbogenerweiterung führen, wenn diese nicht den individuellen Gegebenheiten der zu behandelnden Patienten angepaßt wurden. Die individuelle

Formgebung eines solchen Bogens größerer Dimension durch Wärmebehandlung sollte in diesen Fällen daher obligat sein (Kapitel 10). Für konventionelle Drahtmaterialien, wie Stahl, Elgiloy (Rocky Mountain) oder TMA (Ormco), kann die Kraftabgabe derartiger Drähte anhand von Tabellen miteinander verglichen werden [57]. Voraussetzung dieser Tabellen ist ein Drahtmaterial mit einer linearen Federkennlinie. Dabei entspricht die Steigung der Kennlinie im elastischen Bereich dem Elastizitätsmodul des verwendeten Drahtmaterials. Die Steifigkeit eines Drahtes ist in Abhängigkeit von
1. dem Elastizitätsmodul,
2. der Drahtdimension,
3. der Länge des Drahtes
   bzw. der Interbracketdistanz.

In Abhängigkeit von dem Drahtquerschnitt kann über das E-Modul des Drahtmaterials die Steifigkeit des Drahtmaterials berechnet werden. Derartige Vergleiche wurden von vielen Autoren beschrieben [17,50,127,128,129, 131]. Die Nichtlinearität von SE-Legierungen erlaubt eine derartige Tabellenkalkulation nicht.

Die Eigenschaften von Drahtmaterialien werden im Zugversuch dargestellt (Kapitel 4.1.). Für die kieferorthopädische Anwendung am Patienten ist die Darstellung der Spannungs-/Dehnungskennlinie in Zugversuchen weniger geeignet, da das Bogenmaterial auf Biegung beansprucht wird [166,170]. Bei der Biegebelastung kommt es entgegengesetzt zum Zugversuch zu einer ungleichen Belastungsverteilung im Draht. Bei Betrachtung des Drahtquerschnittes befindet sich bei der Biegebelastung in der Mitte des Drahtes eine spannungslose Neutralphase, wobei die Spannung in den äußeren Anteilen des Drahtmaterials zunimmt [186].

Um dem Behandler eine entsprechende Übersicht zu ermöglichen, wurden die häufigsten auf dem Markt befindlichen SE-Drahtmaterialien einem Biegeversuch unterzogen. Da die Kraftentwicklung des Drahtes wesentlich von der Aktivierung des Drahtmaterials abhängig ist, wurde der Draht unterschiedlich stark ausgelenkt.

6.1.1. Experimenteller Versuchsaufbau

Für die Vermessung der superelastischen Drähte wurde folgender Meßaufbau gewählt (Abb. 23 u. 24):
1. Ein Linearschlitten mit einem Verstellbereich von 20 mm.

2. Eine Schrittmotorsteuerung mit einer Auflösung von 1/100 mm.
3. Ein Linearpotentiometer.

Biegemeßplatz
Technische Daten:
1. Verstellbereich: 20 mm.
2. Stellelement: Schrittmotor.
3. Auflösung: 1 Schritt entspricht 1/100 mm.
4. Verfahrgeschwindigkeit:
   einstellbar zwischen 0,02 – 1 mm/Sek. Für die Untersuchungen wurde die Geschwindigkeit eingestellt auf 0,035 mm/Sek.
5. Abstandsmessung: Linearpotentiometer (0,2 % Linearität), Meßbereich 20 mm.
6. Kraftmessung: Biegebalkensystem mit Vollbrücken DMS (Z 11 Hottinger und Baldwin, Meßbereich 50 N).
7. Abstand zwischen den Auflagestützen: 13 mm.

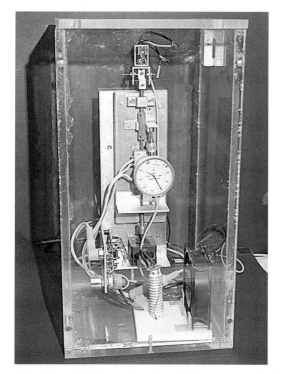
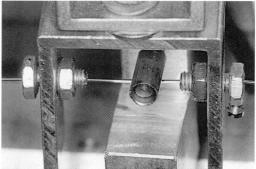

Abb. 23 u. 24 : Versuchsaufbau für die durchgeführten Biegeversuche.

8. Belastung des Drahtes: zentral durch 3 mm-Röhrchen.
9. Temperaturregelung: elektronische Temperaturregelung mit KTY 10, eingestellt auf 36,5° mit einer Hysterese ± 0,5°C
10. Auswerteelektronik: 12 Bit ADC für die Spannungen aus dem DMS-Verstärker und dem Linearpotentiometer.
11. Zusätzliche optische Anzeige: Mikrometeruhr (Auflösung 1/100 mm).

Alle durchgeführten Messungen wurden bei einer Temperatur von 21°C und 36°C ± 0,5°C durchgeführt.
Insgesamt wurden 88 Bögen der Firmen Dentaurum, Forestadent, GAC, Ormco, Rocky Mountain, Techno-Med und Unitek mit einer Auslenkung von 2, 3 und 4 mm vermessen. Die graphische Darstellung der Meßdaten erfolgte mit dem Graphikprogramm Origin. Weiterhin wurde zur Beurteilung des Plateauverhaltens mathematisch der Weg [mm] berechnet, an dem die Kraft [F ± 0,1 N] an den einzelnen Meßpunkten vorhanden ist. Ebenfalls erfolgte eine Angabe der Maximalkräfte bei den unterschiedlichen Auslenkungen.

6.1.2. Ergebnisse

Die Ergebnisse zeigen, daß nur bei geringfügiger Auslenkung der SE-Drahtmaterialien ein lineares Verhalten bezüglich der Kraftabgabe bei allen vermessenen Drähten vorhanden ist. Lediglich zwei Drahtmaterialien zeigen bei einer geringen Auslenkung von 2 mm ein etwas günstigeres Verhalten. Der .014 Titanol[2] weist am Meßpunkt 1 mm eine Kraft von 1,04 N auf. Diese Kraft läßt sich [± 0,1 N] in einem Bereich von 0,4 mm darstellen, d. h. diese Kraft ist zwischen 0,85 und 1,24 mm zu erwarten. Günstiger, insbesondere für geringe Nivellierungsaufgaben, verhält sich der .014er Sentalloy light[3]. Auch bei einer geringen Auslenkung von nur 2 mm liegt die Kraft am Meßpunkt 1 mm bei 0,44 N in einem Bereich zwischen 0,9 und 1,07 mm. Interessant bei diesem Drahtmaterial ist, daß das Plateau zwischen 0,2 und 1 mm lokalisiert ist, so daß auch bei geringfügigen Nivellierungsproblematiken mit kleinen und nahezu konstanten Kräften zwischen 0,2 und 0,4 N gearbeitet werden kann. Insbesondere bei extrusiven Kraftkomponenten ist dies ein zu berücksichtigender Faktor. Abbildung 25 zeigt

---

[2] Forestadent
[3] GAC

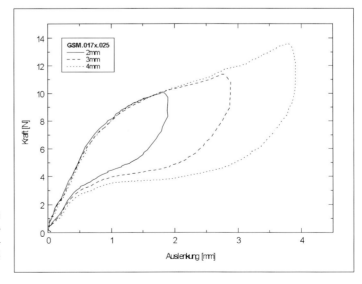

Abb. 25: Kraft-/Wegdiagramm eines .017 x .025 Sentalloy medium-Drahtmaterials[3] bei einer Gesamtauslenkung von 2, 3 und 4 mm.

das typische Verhalten einer NiTi-Legierung mit Superelastizität. Bei einer Auslenkung von 2 mm wird bei diesem Drahtmaterial, bei Betrachtung der für die kieferorthopädische Behandlung relevanten Rücklaufkurve, nur ein geringer Ausprägungsgrad des pseudoelastischen Plateaus erreicht. Gleichzeitig ist die Kraftentwicklung des Drahtes bei einer Auslenkung von 2 mm größer verglichen

zu Aktivierungen von 3 mm bzw. 4 mm (Abb. 25).
Bei einer größeren Auslenkung von 3 mm bzw. 4 mm wird ein niedriges Kraftniveau erreicht. Die Größe der Auslenkung hat damit wesentlichen Einfluß auf die Kraftentwicklung des Drahtes am Zahn. In Abhängigkeit von der Auslenkung des Drahtes kann die auf den Zahn wirkende Kraft um ca. 1 N variieren. Es wird

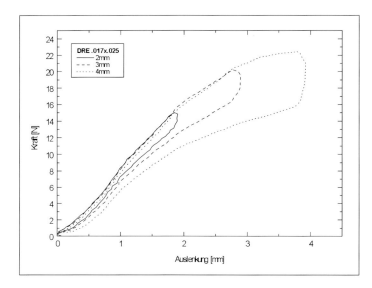

Abb. 26: Kraft-/Wegdiagramm eines .017 x .025 Rematitan[1] mit einer Auslenkung von 2, 3 und 4 mm. Das lineare Verhalten der Kraftabgabe bei den verschiedenen Aktivierungen wird deutlich.

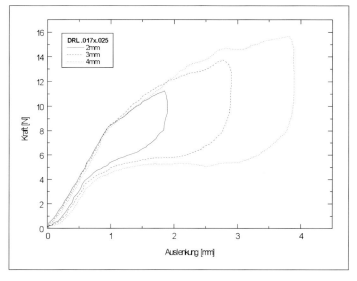

Abb. 27: Kraft-/Wegdiagramm eines .017 x .025 Rematitan LITE[1] bei einer Aktivierung von 2, 3 und 4 mm. Insbesondere bei einer Auslenkung von 4 mm stellt sich ein pseudoelastisches Plateau zwischen 1 und 3 mm dar.

deutlich, daß der pseudoelastische Bereich dieses Drahtmaterials bei größerer Auslenkung ausgeprägter ist. Die Kraftentwicklung des Drahtes ist bei einer Auslenkung von 4 mm im pseudoelastischen Plateau konstanter.

Die Messungen verdeutlichen, daß die ursprünglich work-hardened Nickel-Titan-Legierungen bei den heute zur Verfügung stehenden Materialien keine geeignete Alternative darstellen. Drahtmaterialien, wie Nitinol[7], Rematitan[1] und Orthonol[5] , zeigen eine lineare Rücklaufkurve bezüglich der Kraftabgabe des Drahtes. Besonders deutlich wird dieses Verhalten vergleicht man beispielsweise die angebotenen Drahtmaterialien eines Herstellers mit gleicher Dimension (Abb. 26 u. 27).

Die in Abbildung 26 und 27 dargestellten Drähte unterscheiden sich deutlich bezüglich ihres Hystereseverhaltens sowie der Tatsache, daß die NiTi-Legierung Rematitan[1] keine Superelastizität aufweist. Dies bedeutet für den Behandler, daß bei Verwendung dieses Bogenmaterials ein deutlich geringerer Aktivierungsspielraum vorhanden ist. Weiterhin differiert die Kraftabgabe zwischen diesen beiden Bögen derselben Dimension ganz wesentlich. Betrachtet man bei einer Auslenkung von 4 mm den Meßpunkt 2 mm, so ist die Kraft bei Anwendung des Bogens Rematitan doppelt so groß verglichen zu der Kraft des Bogens derselben Dimension mit der Bezeichnung Rematitan LITE. Für die Behandlung der Patienten ist es essentiell, diese Unterschiede zu erkennen, da bei unsachgemäßer Handhabung dieser Materialien es leicht zu einer Überlast am Zahn kommen kann. Die angegebenen Maximalkräfte bei einer Auslenkung von 4 mm variierten insgesamt zwischen 2,09 N und 34,43 N. Insgesamt zeigen die Meßergebnisse der Nickel-Titan-Drahtmaterialien, daß nicht alle Drahtmaterialien die Eigenschaft der Superelastizität besitzen. Gute Ergebnisse lassen sich bei den Drahtmaterialien Sentalloy lite und medium[3], Rematitan LITE[1], NiTi[4] und Nickel-Titanium[6] darstellen. Eine mittlere Einstufung mit einem weniger ausgeprägten Plateauverhalten findet sich bei dem Bogenmaterial Titanol[2] und Nitinol-SE[7]. Weniger gute Testergebnisse in der hier durchgeführten experimentellen Studie

bezogen auf superelastische Eigenschaften lassen sich für Drahtmaterialien, wie Nitinol[7], Rematitan[1] und Orthonol[5], darstellen. Letztgenannte Nickel-Titan-Drahtmaterialien zeigen zwar ebenfalls ein großes Deflexionsvermögen und geringeres E-Modul verglichen zu den Drahtmaterialien Stahl, Elgiloy oder TMA, das Charakteristikum Superelastizität ist jedoch nicht vorhanden. Als problematisch anzusehen ist die Tatsache, daß von einigen Herstellern sowohl superelastische als auch nicht superelastische Nickel-Titan-Drahtmaterialien angeboten werden, zumal diese nicht farblich zu unterscheiden sind. Wie die Meßergebnisse jedoch darstellen, kann bei einer Verwechslung des Drahtmaterials ganz erheblich unterschiedliche Kraftapplikationen resultieren, da die Handhabung eine unterschiedliche ist.

6.1.3. Diskussion

Die Ergebnisse der durchgeführten Biegeversuche machen deutlich, daß die Kraftabbaukurve der verwendeten Drahtmaterialien in Abhängigkeit von der jeweiligen Aktivierung ist. Bei einer größeren Auslenkung von 3 – 4 mm kann klinisch bei den meisten getesteten Drahtmaterialien, mit Ausnahme von Nitinol[7], Rematitan[1] und Orthonol[5], mit einem pseudoelastischen Bereich während der Deaktivierung gerechnet werden. Wird das Drahtmaterial nach erfolgter initialer Zahnbewegung ausligiert und wieder einligiert, ist mit einer höheren Kraftabgabe des Drahtes zu rechnen, da die Aktivierung des Drahtes geringer ist. Zwischen 0 und 1 mm Auslenkung verhalten sich alle getesteten Drahtmaterialien linear und erreichen das pseudoelastische Plateau nicht. Bei nur geringen Nivellierungsproblematiken werden daher bei den heute zur Verfügung stehenden Nickel-Titan-Drahtmaterialien nur die Vorteile des Deflexionsvermögens und des geringen E-Mo-

[1] Dentaurum
[2] Forestadent
[3] GAC
[4] Ormco
[5] Rocky Mountain
[6] Techno-Med
[7] Unitek

duls genutzt. Für die Anwender wäre ein Draht wünschenswert, der auch in geringen Auslenkungsbereichen den pseudoelastischen Bereich erreicht. Realisiert werden konnte dies bereits bei den Zugfedern von GAC (Kapitel 7), die fast bis zum Nullpunkt ihrer Deaktivierung

ein pseudoelastisches Plateau aufweisen. Da der Bereich der konstanten Kraftabgabe der getesteten Drahtmaterialien mit zunehmender Aktivierung größer wird, eignen sich diese Drähte besonders für große Deflexionen. Bei derartig großen Deflexionen sind Drehmo-

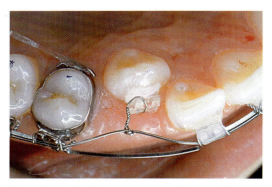

Abb. 28: Vestibulärbewegung des Zahnes 13 unter Verwendung eines superelastischen Overlay-Bogens.

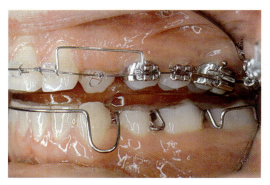

Abb. 29: Für die Einordnung des Zahnes 13 mit einem superelastischen Overlay-Bogen werden die restlichen Zahnsegmente mit einem rechtangulären Stahlbogen stabilisiert, um auftretende Nebeneffekte abfangen zu können.
Gleichzeitig erfolgte die Eingliederung einer Aufbißplatte, um die Bukkalbewegung des Zahnes 13 zu ermöglichen.

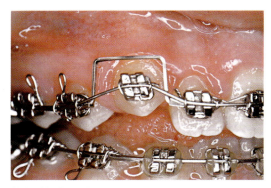

Abb. 30: Einordnung des Zahnes 13 bei der Patientin W. M. mittels eines superelastischen Overlay-Bogens in den Zahnbogen. Auch bei dieser Patientin sind die restlichen Zähne über einen Stahlbogen stabilisiert. Da eine Extrusionsbewegung des Zahnes 13 durchgeführt wird, wurde zusätzlich der superelastische Overlay-Bogen temperaturbehandelt, um die Kraftabgabe des Drahtes zu reduzieren.

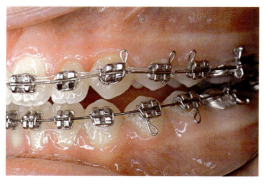

Abb. 31: Patientin W. M. nach sechswöchiger Therapie mit dem Overlay-Bogen. Zu diesem Zeitpunkt konnte bei der Patientin ein rechtangulärer martensitischer Draht in den gesamten Zahnbogen eingegliedert werden.

mente und vertikale Kräfte, die auf die Nachbarzähne wirken, mitzuberücksichtigen. Burstone und König [53] beschreiben die entstehenden Momente und vertikalen Kräfte, die aufgrund unterschiedlicher Draht-Bracket-Beziehungen und damit verbundener Geometrien entstehen können. Die Nebeneffekte, die durch ein derartiges Kraftsystem entstehen können, sind durch entsprechende 8er-Ligaturen bzw. Stabilisierungsbögen auszugleichen. Bei Einzelzahnbewegungen über einen größeren Bereich hat sich die Overlay-Technik bewährt (Abb. 28 – 31).

Die dargestellten Meßergebnisse sind in Übereinstimmung mit anderen Autoren [20,21, 39,56,68,70,90,141,143,159,198,234]. Die Übertragung der Meßergebnisse auf die klinische Anwendung bleibt jedoch problematisch, wenn der superelastische Draht nicht in Form eines Overlay-Bogens, sondern als Nivellierungsbogen eingesetzt wird. Dies liegt darin begründet, daß die Nivellierungsanforderungen für die einzelnen Zähne unterschiedlich sein können. In Abhängigkeit von den unterschiedlichen Fehlstellungen der Zähne und damit unterschiedlicher Auslenkung des Bogenmaterials differieren die Kräfte, die durch den Bogen auf die Zähne appliziert werden. Bei NiTi-Bogenmaterial mit einem pseudoelastischen Plateau wird dieses nur bei Aktivierungen von mehr als 1,5 – 2 mm erreicht. Bei geringeren Nivellierungsaufgaben bleibt der Arbeitsbereich im elastischen Teil der Rücklaufkurve des Kraft-/Wegdiagramms. Es ergeben sich demnach bei geringfügigen Fehlstellungen der Zähne im Zahnbogen keine Vorteile von kalt verformten NiTi-Bögen ohne pseudoelastisches Plateau gegenüber NiTi-Bogenmaterial mit pseudoelastischem Plateau [113, 198,201]. Segner [201] konnte zusätzlich aufzeigen, daß der unterschiedliche Interbracketabstand, der sich durch die Auswahl der Brackets selbst und die Zahnbreite ergibt, zu einer unterschiedlichen Kraftabgabe des superelastischen Bogenmaterials führt. Mit zunehmendem Interbracketabstand sind größere Auslenkungen des verwendeten SE-Drahtmaterials notwendig, damit das pseudoelastische Plateau wirksam wird. Dies ist insbesondere dann zu berücksichtigen, wenn mit Federsystemen, beispielsweise in Form von Loops, gearbeitet wird. Bei derartigen Systemen, z. B. zur Retraktion von Eckzähnen, ist es sinnvoll, den pseudoelastischen Drahtanteil möglichst kurz zu gestalten. Eine Kombination mit einem steifen Drahtmaterial ist daher erforderlich. Neue Behandlungselemente aus superelastischem Drahtmaterial werden daher, wie von Sander [187] beschrieben, mit einem steiferen Drahtmaterial verbunden [34,35,68, 71,192,193,235,236,238,239].

Um Maximalkräfte zu vermeiden und in das günstigere pseudoelastische Plateau bezüglich der Kraftabgabe zu gelangen, ist es sinnvoll, den Bogen vor dem Einligieren stärker auszulenken. Ist die Kraftentfaltung des Bogens bei bestimmten Zahnfehlstellungen immer noch in einem zu hohen Bereich, kann über Temperaturbehandlung mit dem Memory-Maker die Kraftabgabe weiter reduziert werden [237].

Folgende Schlußfolgerungen ergeben sich aus den dargestellten Meßergebnissen:

1. Alle getesteten Nickel-Titan-Legierungen zeigen aufgrund ihres Deflexionsvermögens gute Nivellierungseigenschaften.
2. Nicht alle getesteten Nickel-Titan-Legierungen weisen eine Superelastizität auf.
3. Das Phänomen der Superelastizität ist abhängig von der Auslenkung des Drahtes. Bei nur geringen Nivellierungsaufgaben, die kleiner als 1,5 mm sind, wird dieses pseudoelastische Plateau nicht genutzt.
4. Die Präsenz eines pseudoelastischen Plateaus ermöglicht eine konstante Kraftabgabe unabhängig vom Aktivierungsgrad im Bereich des Plateaus.
5. In Abhängigkeit von dem genutzten Bogenmaterial ist Bogenreihenfolge und -dimension auszuwählen.
6. Das NiTi-Drahtmaterial ist durch Wärmebehandlung mit dem Memory-Maker formbar, so daß Biegungen erster, zweiter und dritter Ordnung in den Bogen eingebogen werden können, ohne dabei den Draht irreversibel zu schädigen. Biegungen ohne Wärmebehandlung, wie sie von Segner [201] und Linge u. Dahm [141] empfohlen werden, können zu irreversiblen Schäden des Drah-

tes führen und bedeuten in diesem Bereich den Verlust der vorteilhaften Eigenschaften dieses Drahtmaterials [51,143]. Weiterhin kann durch Wärmebehandlung die Kraft in einzelnen Zahnabschnitten reduziert werden, wenn dies aufgrund der dentalen Situation des Patienten erwünscht ist.

7. Für die Nutzung der Superelastizität bei bestimmten Federsystemen ist aufgrund der Länge des Drahtmaterials eine Kombination mit steiferem Drahtmaterial, wie Stahl oder Elgiloy sinnvoll, um das pseudoelastische Plateau nutzen zu können.

8. Eine Ausdehnung des Plateaubereiches von Seiten der Hersteller mit einer sinnvollen Staffelung der Kraftabgabe wäre wünschenswert.

6.2. Biegeversuche martensitischer SE-Bögen

Durch Beeinflussung der AS-Temperatur durch ein entsprechendes Herstellerverfahren kann die Umwandlungstemperatur der Legierung so eingestellt werden, daß sie für die kieferorthopädische Anwendung nutzbar wird [2,3,9,12,30,68,70,137,156,201]. Bei dem zur Verfügung stehenden Drahtmaterial der neueren Generation ist dieses in der Regel so eingestellt, daß der Bogen bei Zimmertemperatur als Martensit vorliegt. Erst bei Eingliedern des Bogens in den Mund und Erreichen der Mundtemperatur wechselt die Legierung von der Martensit- in die Austenit-Phase über. Auch größere Bogendimensionen können so der Anomalie angepaßt werden. Erst durch Temperaturerhöhung entfaltet dann der Bogen seine Kraft. Da sich die Temperatur proportional zur Spannung verhält, können Temperaturänderungen im Mund, wie es durch die Aufnahme unterschiedlicher Speisen vorkommen kann, zu variierenden Kraftgrößen des Drahtes führen [225]. Bei eigenen Temperaturmessungen im Munde zeigt sich ein Variationsbereich der Temperatur zwischen 10°C und 50°C, wenn ein Mineralwasser aus dem Kühlschrank oder ein heißer Kaffee getrunken wird. Das Memory-Verhalten, der Einwegeffekt und die Superelastizität dieses thermischen Drahtmaterials kann demnach bei diesen Bögen genutzt werden. Auch bei Anwendung des thermischen Bogenmaterials stellt sich für den Behandler die Frage, welche Kraftgröße bei welchem Aktivierungsmodus auf den Zahn ausgeübt wird und ob die Superelastizität genutzt werden kann. Weiterhin muß durch die folgende experimentelle Studie herausgearbeitet werden, welche Vorteile diese neuen Materialien gegenüber den bisherigen SE-Drahtmaterialien besitzen.

Eine Weiterentwicklung des martensitischen SE-Bogenmaterials ist eine graduelle Abstufung der Kraftabgabe innerhalb eines Bogens zwischen Front- und Seitenzahnsegment. Diese Weiterentwicklung des ursprünglichen Sentalloy-Drahtmaterials, unter dem Namen „Bioforce"[3] bekannt, erzeugt eine geringere Kraftabgabe im Frontbereich verglichen zum Seitenzahnbereich. Diese sinnvolle Graduierung ergibt sich aus der Tatsache, daß für die Bewegung eines Frontzahnes eine wesentlich geringere Kraftapplikation notwendig ist gegenüber der Kraftapplikation eines Molaren. Überbelastungen an einzelnen Zähnen sollen dadurch vermieden werden. Bei der routinemäßigen Anwendung einer Wärmebehandlung des Drahtes können jedoch ähnliche Effekte erzielt werden [237]. Die Frage bleibt ebenfalls offen, inwieweit vorgefertigte Bögen mit einer graduellen Kraftabstufung für den individuellen Patienten übertragbar sind. Eine weitere Entwicklung im Bereich thermischer SE-Drahtmaterialien sind kupferhaltige NiTi-Legierungen. Dieses Bogenmaterial (Copper NiTi)[5] wird zusätzlich mit unterschiedlichen Temperaturangaben von 27°C, 35°C und 40°C angeboten. Durch die Temperaturangabe ergibt sich für den Anwender der Hinweis der Übergangstemperatur. Auch hier muß die Frage geklärt werden, ob das Drahtmaterial mit der Bezeichnung 40°C für die Anwendung im Mundbereich sinnvoll ist. Da das Bogenmaterial Copper NiTi 27°C noch nicht erhältlich war, konnten diese in die Untersuchung nicht miteinbezogen werden.

[3] GAC
[5] Ormco

6.2.1. Material und Methode

Anhand eines Biegeversuches, dessen Aufbau der klinischen Situation am Patienten entspricht, wurden 47 verschiedene thermische Drahtmaterialien der Firmen Dentaurum, Forestadent, GAC, Leone, Ormco, Rocky Mountain, Techno-Med und Unitek getestet. Der experimentelle Versuchsaufbau ist in Kapitel 6.1.1. beschrieben. SE-Bögen mit einer unterschiedlichen Bogencharakteristik in verschiedenen Zahnsegmenten wurden sowohl im Frontsegment als auch im Seitenzahnsegment getestet.

Auch die im folgenden durchgeführten Biegeversuche wurden bei einer Temperatur von 36°C ± 0,5°C durchgeführt. Das untersuchte Bogenmaterial wurde 2, 3 und 4 mm ausgelenkt. Die Daten der Messungen wurden über ein eigens dafür erstelltes Computerprogramm erfaßt und als Ergebnisse in Form von Kraft-/Wegdiagrammen dargestellt. Aus den Meßdaten erfolgte ebenfalls eine tabellarische Aufstellung der Maximalkräfte und der Kräfte an den verschiedenen Meßpunkten bei den unterschiedlichen Auslenkungen. Die Darstellung des Plateauverhaltens der einzelnen Drahtmaterialien erfolgte über die Angabe des Wegbereiches [F ± 0,1 N] in mm, an dem die Kraft F [N] an den einzelnen Meßpunkten wirkt.

6.2.2. Ergebnisse

Alle vermessenen Drähte, ausgenommen Copper NiTi 40°C[5], weisen neben einer ausgeprägten Hysterese ein pseudoelastisches Verhalten auf. Durch die ausgeprägte Hysterese liegt die Kraftentwicklung der vermessenen Drahtmaterialien der Rücklaufkurven im Kraft-/Wegdiagramm auf einem deutlich niedrigerem Niveau. Selbst bei großen Bogendimensionen ist die Kraftentwicklung der vermessenen Drahtmaterialien in einem moderaten Bereich. Diese steht in Abhängigkeit von der Auslenkung des Drahtes. Bei einer Auslenkung von 2 mm zeigt sich bei den gemessenen Drahtmaterialien nur ein eingeschränktes Plateauverhalten.

Die Messungen des Bogens Copper NiTi 40°C[5] ergeben keinen klinischen Anwendungsbereich. Nach einer Aktivierung von 2, 3 bzw. 4 mm geht die Kraft nach erfolgter Auslenkung innerhalb von ca. 0,5 mm auf eine Kraft von 0 zurück. Der Draht erreicht während der Entlastung kein pseudoelastisches Plateau, bleibt nach einer kurzen Strecke der Deaktivierung bereits permanent verformt und kann damit nur wenig effizient die Zähne bewegen. Das Drahtmaterial ist demnach so eingestellt, daß es sich bei Mundtemperatur noch in seiner martensitischen Phase befindet.

Die Neosentalloy-Bögen F100 lassen bei Betrachtung der Rücklaufkurve im Kraft-/Wegdiagramm (Abb. 32) erkennen, daß die Dimension nur noch einen geringfügigen Effekt auf die Kraftabgabe des Drahtmaterials hat. Dies bedeutet klinisch, daß schon in einer sehr frühen Phase der Behandlung große Bogendimensionen eingesetzt werden können, ohne daß dies zu einer Überlast am Zahn führt. Damit kann eine gezieltere Kontrolle über die Zahnbewegung erfolgen. Bei einer Gesamtauslenkung von 3 mm variiert die Kraftabgabe zwischen der Bogendimension .017 x .025 und .020 x .020 am Meßpunkt 2 mm um 0,3 N und am Meßpunkt 1 mm um lediglich 0,1 N. Wie die Meßergebnisse ebenfalls zeigen, ist die An-

[5] Ormco

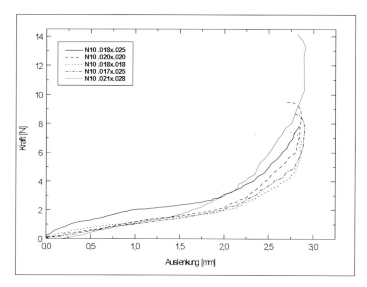

Abb.32: Kraft-/Wegdiagramm der Bögen in Neosentalloy F100[3] mit einer Gesamtaktivierung von 3 mm. Darstellung der Entlastungskurve. Trotz unterschiedlicher Bogendimension unterscheiden sich die Rücklaufkurven nur geringfügig.

gabe des Herstellers mit F100 bei diesem Bogenmaterial nicht als Absolutwert aufzufassen, da die Kraftabgabe dieses Drahtmaterials ebenfalls von der Auslenkung abhängig ist. Bei einer geringeren Aktivierung von 2 mm ist die Kraft oberhalb 1 N anzusetzen, bei einer Gesamtaktivierung von 3 mm liegt sie im Bereich von 1 N, aber nur in bestimmten Bereichen der Rücklaufkurve.

Die Messungen des Drahtes Bioforce[3] mit einer graduellen Abstufung der Kraftabgabe des Drahtes zwischen Front- und Seitenzahnsegment weisen bei allen gemessenen Dimensionen für den Frontbereich keine Superelastizität auf (Abb. 33a). Dies ist unabhängig von dem Grad der Aktivierung. Nach einer Auslenkung von 2, 3 oder 4 mm geht die Kraftabgabe nahezu linear gegen 0 zurück. Der Draht bleibt demnach auch bei Mundtemperatur im Frontbereich in seiner martensitischen Phase, so daß der Draht nicht in seine Ausgangsform zurückkehrt, er bleibt entsprechend der Anomalie verbogen. Die Zahnbewegung kann damit in diesem Bereich des Drahtes nicht vollständig ablaufen, das Deflexionsvermögen des Drahtes ist eingeschränkt.

Im posterioren Anteil des Bogens derselben Dimension zeigt sich ein pseudoelastisches Verhalten mit einer Kraftentwicklung bei einer Deaktivierung von 3–1 mm von 3–1,3 N (Abb. 33b).

Insgesamt zeigen die hier durchgeführten Messungen der thermischen SE-Bögen folgende wesentliche Ergebnisse:
1. Ein ausgeprägtes Hystereseverhalten mit einem deutlich niedrigeren Kraftniveau während der Deaktivierung.
2. Auch bei großen Bogendimensionen liegen die Kräfte in einem moderaten Bereich.
3. Die Kraftgröße und die Ausdehnung des pseudoelastischen Plateaus ist abhängig vom Grad der Aktivierung.
4. Bei den vermessenen Bögen mit einer graduellen Kraftabstufung innerhalb des Bogens (Bioforce[3]) zeigt der Bogen im anterioren Frontsegment keine Superelastizität und kehrt nicht in seine Ausgangsform – auch bei Mundtemperatur – zurück.
5. Die vermessenen Bögen Copper NiTi 40°C[5] zeigen keine Superelastizität und bleiben unabhängig von dem Grad der Auslenkung in der martensitischen Phase, d. h. der Draht kehrt nicht in seine Ausgangsform zurück.

[3] GAC
[5] Ormco

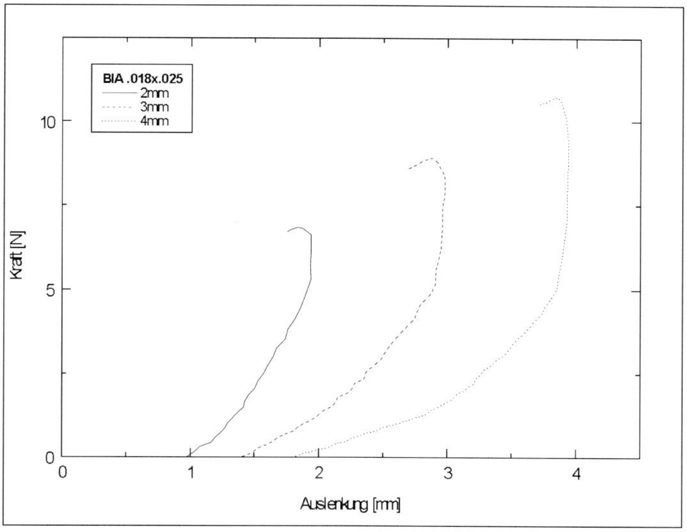

Abb. 33a: Kraft-/Wegdiagramm des .018 x .025 Bioforce[3] gemessen im Frontsegment (BIA). Bei einer Gesamtauslenkung von 2, 3 und 4 mm bleibt der Draht in diesem Bereich permanent verbogen. Der Draht kehrt nicht in seine ursprüngliche Form zurück. Die Zahnbewegung kann nur unvollständig ablaufen. Darstellung der Rücklaufkurven.

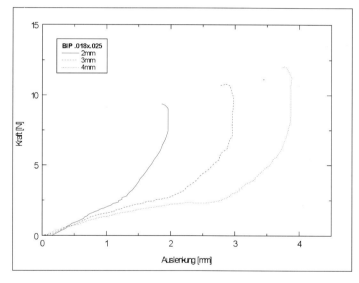

Abb. 33b: Kraft-/Wegdiagramm des Bioforce[3] .018 x .025 gemessen im posterioren Segment des Bogens (BIP) mit einer Auslenkung von 2, 3 und 4 mm. Im posterioren Bereich zeigt der Draht ein pseudoelastisches Plateau. Darstellung der Rücklaufkurven.

[3] GAC

6.2.3. Diskussion und klinische Anwendung

Nickel-Titan-Legierungen neuerer Generation mit einer Einstellung der AS-Temperatur zwischen 21°C und 37°C weisen alle das typische Charakteristikum der Superelastizität auf. Ausprägungsgrad und Kraftniveau des pseudo-elastischen Plateaus stehen dabei in Abhängigkeit von dem Aktivierungsgrad der Bögen. Lediglich bei dem Drahtmaterial Copper NiTi 40°C[5] und dem anterioren Segment des Drahtes Bioforce[3] zeigte sich die Superelastizität nicht. Im Mundtemperaturbereich von ca. 36,5°C lagen diese Materialien noch als Martensit vor, so daß nach Auslenkung der Bögen eine permanente Verbiegung bestehen blieb. Eine entsprechende Abstimmung der AS-Temperatur durch die Hersteller wäre bei diesen Bögen sinnvoll. Die Variationsbreite der Kraftabgabe der thermischen SE-Bögen war deutlich niedriger verglichen zu dem Drahtmaterial SE-Bögen (Kapitel 6.1). Positiv zu bewerten ist, daß innerhalb eines Herstellers über die verschieden angebotenen Dimensionen eine schrittweise Krafterhöhung möglich ist. Auch große Bogendimensionen zeigen eine Kraftentwicklung des Drahtes in einem moderaten Bereich. Der Behandler hat damit die Möglichkeit, bereits in der Nivellierungsphase große Bogendimensionen zu nutzen. Dadurch erfolgt eine bessere Kontrolle der Zahnbewegung. Bei Verwendung von großen superelastischen Bogendimensionen ist der Aspekt der transversalen Erweiterung durch die Vorformung der Bögen nicht zu vernachlässigen. Eine Anpassung der Bögen durch Temperaturbehandlung bei großen Bogendimensionen ist daher erforderlich. Bei jeder Behandlungskontrolle ist der Bogen auszuligieren, da in der Regel die Temperatur der Nahrungsaufnahme nicht ausreicht, um tatsächlich alle Niveauunterschiede des Bogens durch einligieren auszugleichen. Der thermische SE-Bogen sollte daher bei den Kontrollterminen der zu behandelnden Patienten kurz unter heißes Wasser bzw. besser kurzzeitig über eine Flamme geführt werden, um den Memory-Effekt klinisch zu nutzen [108]. Da auch bei den thermischen SE-Bögen der Ausprägungsgrad des Plateaus und die Kraftentwicklung des Drahtes in Abhängigkeit von der Aktivierung ist, sollte der Draht beim Einligieren etwas überaktiviert werden. Klinisch hat sich gezeigt, daß durch die thermischen SE-Bogenmaterialien es zu einer wesentlichen Verkürzung der Behandlungszeit kommt, da in einer recht frühen Phase eine gute Kontrolle über die ablaufende Zahnbewegung erfolgt. Insbesondere bei Anwendung der Straight-Wire-Technik können so die einprogrammierten Werte im Bracket besser genutzt werden.

Abb. 34 – 39 zeigen den klinischen Fall einer Patientin. Bei dieser Patientin wurde die Nivellierung mit einem .016 Titanol-Martensitic[2] begonnen (Abb. 34 u. 35). Innerhalb von vier Wochen konnte bereits auf einen .017 x .025 Titanol-Martensitic[2] übergegangen werden (Abb. 36 u. 37). Nach acht Wochen ist die Nivellierungsphase bei dieser Patientin beendet, so daß mit konventionellen Bögen weitergearbeitet werden kann (Abb. 38 u. 39). Insbesondere bei sehr empfindlichen Patienten zeigt sich ein weiterer Vorteil dieses Bogenmaterials. Durch das Trinken eines kalten Mineralwassers können die Patienten selbst die Kraftentfaltung des Bogens zeitweise reduzieren. Gleichzeitig kommt es zu einer intermittierenden Kraftapplikation.

Ein Vorteil dieses Bogenmaterials ist neben der frühen Verwendung von rechtangulären Bögen die Limitierung der Kraftgröße. Dafür muß das Kraftniveau des pseudoelastischen Plateaus in einem für die Zahnbewegung physiologischen Bereich liegen. Nach den experimentellen Ergebnissen über die Materialeigenschaften derartiger Bögen sind daher weitere Untersuchungen auf zellulärer Ebene erforderlich, um das physiologische Wirkungsspektrum dieser Drähte enger eingrenzen zu können. Weiterhin gilt auch für die thermischen SE-Bögen die Forderung an die Hersteller, das pseudoelastische Plateau bei Betrachtung im Kraft-/Wegdiagramm in Rich-

[2] Forestadent
[3] GAC
[5] Ormco

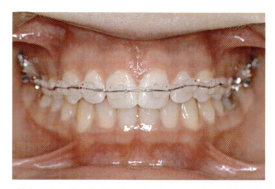 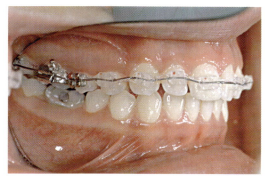

Abb. 34 u. 35: Patientin mit eingesetztem .016 Titanol-Martensitic[2] zu Beginn der Nivellierungsphase.

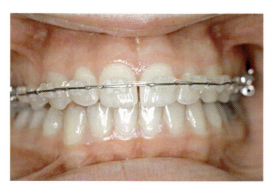 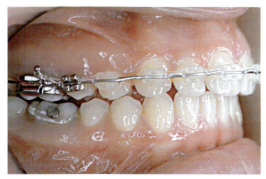

Abb. 36 u. 37: Patientin nach vierwöchiger initialer Nivellierungstherapie und eingesetztem .017 x .025 Titanol-Martensitic[2].

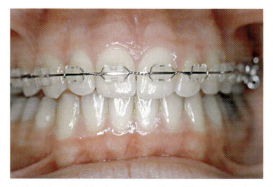 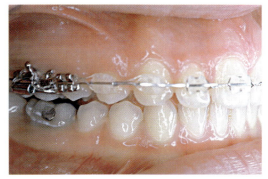

Abb. 38 u. 39: Nach achtwöchiger Therapie ist bei dieser Patientin die Nivellierungsphase abgeschlossen. Es kann mit konventionellem Bogenmaterial weitergearbeitet werden.

[2] Forestadent

tung Nullpunkt zu verschieben, um auch bei geringen Niveauunterschieden im plastischen Bereich arbeiten zu können. Für die klinische Anwendung sinnvoll wäre, wenn seitens des Herstellers neben einer Angabe der AS-Temperatur eine Angabe der mittleren Kraft des pseudoelastischen Plateaus bei definierter Auslenkung und ein normierter Biegeversuch, der zumindest annähernd die klinische Situation am Patienten erfaßt, erfolgen würde. Erste Entwicklungen dahingehend mit einer besseren Einstufung des Bogenmaterials für den Behandler sind die Neosentalloy-Bögen, die in einer graduellen Abstufung zwischen F100 und F300 erhältlich sind. Sicherlich besteht durch unterschiedlichen Auslenkungsmodus und Interbracketabstand eine Variation der Kraftabgabe innerhalb dieser Drahtmaterialien, so daß in Abhängigkeit von weiteren histologischen Untersuchungen genaue Indikationsstellungen der einzelnen Bogenmaterialien herausgearbeitet werden müssen.

Es ergeben sich folgende Vorteile bei der klinischen Anwendung von thermischem SE-Bogenmaterial:
1. Kürzere Nivellierungsphase.
2. Anwendung von rechtangulären Bögen bereits in einer frühen Phase der Nivellierung und damit bessere Kontrolle der Zahnbewegung.
3. Limitierte Kraftapplikation auch bei großen Bogendimensionen.
4. Formbarkeit durch Wärmebehandlung. Biegungen erster, zweiter und dritter Ordnung können einprogrammiert werden.
5. Reduktion der Behandlungszeit.
6. Empfindliche Patienten können insbesondere in der Anfangsphase der Multibandbehandlung über die Aufnahme von kalten Speisen die Kraftabgabe des Drahtes zeitweise reduzieren.

6.3. Torsionsversuche von SE-Drahtmaterialien im Vergleich zu Stahl- und Elgiloy-Drahtmaterial

Ein Torque der in der Multiband verwendeten Drahtmaterialien ist erforderlich, um eine achsengerechte Einstellung der Inzisiven und der Seitenzähne zu erreichen. Die Torquewirkung in bezug auf die bukko-palatinale Wurzelangulation ist abhängig von der Größe der Verwindung bzw. Torsion eines Vierkantdrahtes im Front- bzw. Seitenzahnbereich, der Drahtqualität und dem Spiel zwischen Draht und Bracket. Das durch den Vierkantdraht so erzeugte Torsionsmoment bewegt bei Eingabe eines Frontzahntorques die Wurzeln der Inzisiven nach palatinal. Die bei der Straight-Wire-Technik verwendeten Torquewerte, sowohl den Frontzahntorque als auch den Seitenzahntorque betreffend, reichen oftmals alleine nicht aus. Üblicherweise wird hierfür ein Stahl- bzw. Elgiloy-Drahtmaterial verwendet.
Aufgrund der Materialeigenschaften des Stahl- bzw. Elgiloy-Drahtes kann der Torque nur in kleinen Schritten eingegeben werden. Für die Behandlung der Patienten stellt sich demnach die Frage nach der Größe des erzeugten Momentes in Abhängigkeit von den Materialeigenschaften verschiedener Drähte. Ein günstiges Verhalten der SE-Drahtmaterialien ist zu erwarten [1].
Als geeignete Momente für die Einstellung des Frontzahntorques werden in der Literatur 15 – 20 Nmm angegeben [19]. Neben den konventionellen Drahtmaterialien wurden superelastische Drahtmaterialien auf Torsion getestet.

6.3.1 Material und experimentelle Versuchsmethodik

Für die durchzuführende Torquemessung wurde ein Versuchsaufbau gewählt, der eine Angabe über die Winkelgrade des Torques und das dazu erzeugte Moment angibt (Abb. 40). Die Erfassung der Winkelgrade erfolgte

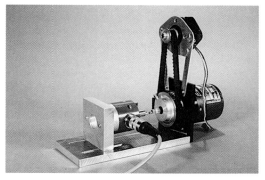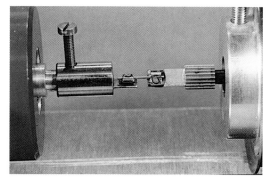

Abb. 40 u. 41: Torsionsmeßplatz mit eingespanntem Draht.

über einen Inkrementalwandler. Das durch den Torque erzeugte Moment wird über einen Drehmomentsensor erfaßt. Die Weiterverarbeitung der Daten erfolgt über ein dafür erstelltes Computerprogramm.

Torsionsmeßplatz

1. Verstellmechanismus: Schrittmotor mit Getriebe.
2. Auflösung: 1 Schritt entspricht 0,12°.
3. Drehgeschwindigkeit: kontinuierlich regelbar ohne Begrenzung von 1° in 0,5 Sek. bis 1° in 0,03 Sek. Typische Drehgeschwindigkeit für die Messungen 1°/Sek.
4. Drehmomentsensor: Brücken DMS mit einem Bereich von 0 – ± 200 Nmm.
5. Torsionsfehler: 0,1° bei 40 Nmm.
6. Verstellwinkelanzeige: Inkrementaler Drehgeber ROD: 50 (Heidenhain).
7. Auflösung: 0,1°.
8. Auswertung: 12 Bit ADC für die analoge Spannung aus dem DMS-Verstärker, zweiter Kanal: Zählung der Impulse aus dem inkrementalen Schrittgeber mit Erkennung der Drehrichtung.
9. Temperaturregelung: mit KTY 100.

Für die durchzuführenden Messungen wurden zwei Mobilock-Brackets aus der Straight-Wire-Technik aufgeschweißt mit einem Abstand von 5 mm. In diese Brackets wurden die Drahtproben eingespannt. Über einen Schrittmotor

wurde das Bracket der einen Seite ausgelenkt, so daß es zu einer Torsionsbewegung des Drahtes kam (Abb. 40 u. 41).
Die Torsionsmessungen wurden an folgenden Drähten durchgeführt:
NiTi .019 x .025 (Unitek)
Titanol .017 x .022 (Forestadent)
Titanol .017 x .025 (Forestadent)
Titanol .019 x .025 (Forestadent)
Sentalloy medium .016 x .022 (GAC)
Sentalloy medium .018 x .025 (GAC)
Forestalloy .016 x .022 (Forestadent)
Forestalloy .018 x .025 (Forestadent)
TMA .017 x .025 (Ormco)
Die Messungen wurden bei einer Temperatur von 36,5°C ± 0,5° durchgeführt.

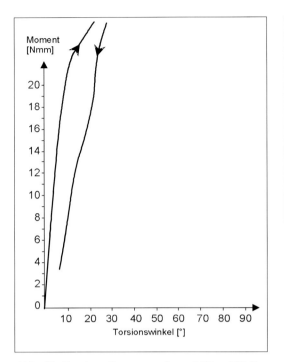

Abb. 42: Torsionsdiagramm eines .018 x .025 Forestalloy.

Abb. 43: Torsionsdiagramm eines .018 x .025 Titanol.

6.3.2. Ergebnisse

Wie die Grafik (Abb. 42) erkennen läßt, führen nur geringe Änderungen des Torques in wenigen Gradschritten bei Verwendung eines konventionellen Drahtmaterials zu einem hohen Moment. Bei einem Torque von 10° beträgt das Moment des .018 x .025 Forestalloy 22 Nmm. Das Torsionsmoment dieses Drahtes für die gesamte Oberkieferfront beträgt damit 44 Nmm. Aufgrund der Materialeigenschaften des Drahtes ist der Aktivierungsbereich für den Behandler gering. Eine Differenz des eingebogenen Torques von nur wenigen Gradschritten kann dabei leicht zu einer Überlast am Zahn führen. Superelastische Drähte zeigen ein völlig anderes Verhalten. Über einen bestimmten Winkelbereich kann bei diesem Drahtmaterial mit einem konstanten Moment gerechnet werden. Eine bleibende Verformung des Drahtes tritt hier nicht auf (Abb. 43).

Bei einer Gesamtaktivierung von 90° läßt sich ein pseudoelastisches Plateau zwischen 20° und 70° Aktivierung darstellen (Abb. 43). Bei Verwendung von SE-Drahtmaterial ist in bezug auf Oberkiefer- bzw. Unterkieferfront mit einem Torsionsmoment von 6 – 11 Nmm zu rechnen. Die Momente des SE-Drahtmaterials liegen damit wesentlich niedriger verglichen zu den Momenten, wie sie durch den Forestalloy-Draht entstehen können. Gleichzeitig ist bei Anwendung des Torques mit dem Titanol-Draht mit einem nahezu konstanten Torsionsmoment im pseudoelastischen Plateau in einem bestimmten Winkelbereich zu rechnen.

Bei einer Dimension von .018 x .025 ist das Verhalten des Sentalloy medium im pseudoelastischen Plateau nicht mehr so deutlich ausgeprägt (Abb. 44). Das pseudoelastische Plateau liegt hier zwischen 25° und 50°. Das Moment beträgt ca. 4 Nmm. Die Momente des .018 x .025 Sentalloy medium liegen demnach etwas

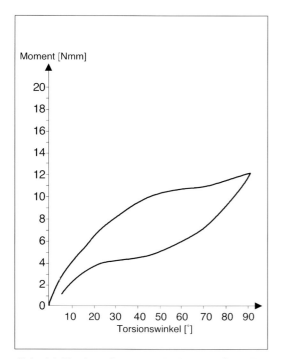

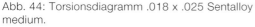

Abb. 44: Torsionsdiagramm .018 x .025 Sentalloy medium.

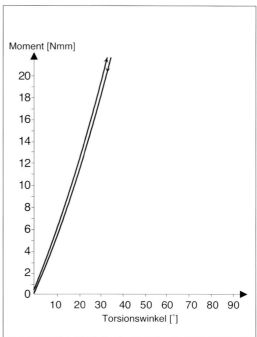

Abb. 45: Torsionsdiagramm .017 x .025 TMA.

niedriger verglichen zum Titanol derselben Dimension (Abb. 43 u. 44). In Relation zum .018 x .025 Forestalloy (Abb. 42) ist das erzeugte Torsionsmoment beider SE-Drahtmaterialien jedoch um ein Vielfaches niedriger.

Der TMA-Draht zeigt ein lineares Verhalten. Durch ein geringeres E-Modul sind beim TMA-Draht verglichen zu dem gemessenen Forestalloy-Draht derselben Dimension die Momente jedoch deutlich niedriger (Abb. 42 u. 45).

Bei Verwendung von TMA-Drahtmaterial kann demnach der Behandler nicht mit konstanten Momenten rechnen. Die Gefahr der Überlast ist gegenüber der Verwendung von Forestalloy deutlich geringer. Die Grafik zeigt ebenfalls, daß der TMA-Draht bei einer Gesamtaktivierung von 90° keine permanente Verbiegung erhält. Eine exakte Abstimmung von Kräften und Momenten ist aufgrund linearen Verhaltens bei Verwendung von TMA-Drahtmaterial problematisch.

6.3.3. Diskussion

Die Torsionsmessungen zeigen, daß sowohl das Elgiloy-Drahtmaterial als auch der TMA-Draht bezüglich der Momente nur einen geringen Aktivierungsbereich zuläßt. Durch das geringere E-Modul sind die Momente des TMA-Drahtes unterhalb dem des Elgiloy-Drahtmaterials lokalisiert. Dies ist in Übereinstimmung mit anderen Autoren [15,16,51,52, 58,67,87]. Dies ist insbesondere von Interesse, da bei Ausübung der Torsionsspannung am Patienten eine Vielzahl von Faktoren auf den tatsächlich übertragenen Torque miteinfließen [62,64,200]. Unter diesem Aspekt muß auch die Anwendung einer Straight-Wire-Apparatur gesehen werden. Nach Dellinger [64] zeigt sich ein großer Variationsbereich, alleine durch die unterschiedliche Lokalisation der Brackets auf dem Zahn und durch die individuelle Variation der Kronenform. Daraus resultiert eine unter-

47

schiedliche Übertragung der Torquewerte des angewandten Straight-Wire-Systems. Zur Erzielung von guten klinischen Ergebnissen sind daher in den meisten Fällen zusätzliche Biegungen des Bogens erforderlich. Deshalb ist ein Drahtmaterial für den Behandler mit einem großen Aktivierungsbereich von Vorteil. Diese Voraussetzungen werden von Stahl-, Elgiloy- bzw. TMA-Drahtmaterial nicht erfüllt. Die Komplexität bei Betrachtung des Torques wird noch deutlicher, wenn Faktoren, wie Slot- und Drahtdimension sowie Kantenverrundung der Drahtmaterialien, hinzukommen [62,64,200,203, 204,226]. Die in der Literatur angegebenen Torquewerte von 45° bzw. 35° bei Anwendung von Stahlmaterial [99,202], sind bei Betrachtung der hier dargestellten Ergebnisse sicherlich neu zu überdenken. Die möglichen Variablen im Zusammenhang mit dem Torque führten zu zahlreichen theoretischen, klinischen und experimentellen Untersuchungen [31,34, 47,62,64,136,148,149,173,175,176 194,200,203,204,209]. Um eine Kontrollmöglichkeit über die applizierten Momente zu erzielen, gehen einige Autoren dazu über, Teilbogentechniken zu verwenden [19,47]. Hierbei kann das Spiel zwischen Brackets und Bogen vernachlässigt werden.

Bei der Interpretation der hier dargestellten Messungen muß berücksichtigt werden, daß die Torsionsmessungen mit einem Spiel von 0° durchgeführt wurden. Die erzeugte Momentgröße auf die Oberkieferinzisiven beträgt bei den getesteten SE-Drahtmaterialien 6 – 11 Nmm. Bei dem Forestalloy-Drahtmaterial .016 x .022 beträgt das Moment bei 10° Aktivierung mehr als das Doppelte. Bei einer größeren Dimension von .018 x .025 steigt dieses Moment

auf 44 Nmm weiter an. Vergleichbare Ergebnisse zeigen die Messungen von Steyn [209]. In seinem Versuch mißt er die Kraft an der palatinalen Wurzelfläche in Abhängigkeit von dem applizierten Torque. Nach Umrechnung ergibt sich bei einer Torqueaktivierung von 50° eines .021 x .025 Stahlbogens ein Moment für die Oberkieferfrontzähne von 120 Nmm. Bei Betrachtung dieser Ergebnisse muß jedoch berücksichtigt werden, daß bei einer derartig starken Aktivierung eines Stahlbogens eine permanente Verbiegung des Drahtmaterials eintritt und damit letztendlich der eingebogene Torque nur eingeschränkt zur Wirkung kommt. Diese hohen Momente, wie sie durch Stahlbzw. Elgiloy-Drahtmaterial erzeugt werden können, müssen von dem Behandler in jedem Fall als kritisch betrachtet werden [88]. Die superelastischen Drahtmaterialien zeigen ein deutlich niedrigeres Moment und den Vorteil einer definierten Momentapplikation über einen großen Aktivierungsbereich. Bei einem vorhandenen Spiel im Slot, ist jedoch mit einer niedrigeren Momentabgabe verglichen zu den hier dargestellten Ergebnissen zu rechnen. Die konstanten Momente im plastischen Bereich erlauben eine kontrollierte Momentapplikation. Somit sind die pseuodelastischen Materialien dem Elgiloy- und TMA-Drahtmaterial überlegen. Die Nutzung des Plateaus hängt bei Ausübung des Torques wesentlich von der Länge des pseuodelastischen Materials und von deren Herstellungsweise (Temperaturbehandlung) ab. Um den plastischen Bereich des SE-Drahtmaterials für die Torqueübertragung nutzen zu können, ist eine kombinierte Anwendung mit Stahldrahtmaterial erforderlich (Kapitel 11.3.).

7. Bogengeführte Eckzahndistalisation mit SE-Zugfedern

Bei der bogengeführten Zahnbewegung sind definierte Kraftapplikationen wünschenswert, um eine möglichst geringe Belastung des Verankerungssegmentes bei maximaler Effizienz der resultierenden Zahnbewegung zu erreichen. Diese Voraussetzungen werden durch superelastische Drahtmaterialien erfüllt. Superelastische Zugfedern sind damit besonders geeignet für die bogengeführte Eckzahndistalisation. Durch gezielte Wärmebehandlung der Zugfedern durch den Hersteller können diese in verschiedenen Stärken der Kraftabgabe angeboten werden. Drahtstärke, Federdurchmesser, Federlänge und das Elastizitätsmodul werden dabei nicht verändert. Federn aus Stahl können nur über eine Änderung des Durchmessers, der Länge und des Federvolumens in ihrer Kraftabgabe gesteuert werden [33]. Die Kraftabgabe von Zugfedern aus Stahl bzw. Elgiloy entspricht demnach dem Hook'schen Gesetz. Die Aktivierung von Zugfedern aus Stahl erscheint problematischer, da keine überschaubaren Kräfte appliziert werden können.
Für die gezielte klinische Anwendung der NiTi-Zugfedern ist es jedoch notwendig, die Kraftapplikation dieser Federn in Abhängigkeit von der Aktivierung zu kennen.

7.1. Material und Methode

26 superelastische Zugfedern von den Firmen A-Company, American Orthodontics, Dentaurum, Forestadent, GAC, Masel, Ormco, Rocky Mountain und Techno-Med wurden untersucht. Es erfolgte eine Unterteilung der Zugfedern in zwei Gruppen:

Gruppe I: Zugfedern für die Anwendung bei der bogengeführten Zahnbewegung.

Gruppe II: Zugfedern für die Anwendung von intermaxillären Zügen.

Innerhalb der Gruppe I ist eine Unterscheidung der NiTi-Zugfedern in light, medium und heavy möglich. Da die auf dem Markt befindlichen Zugfedern nicht alle in der Weise eingeteilt werden, kann ebenfalls eine Unterteilung innerhalb der Gruppe I über die Millimeterangabe von 9 und 12 mm erfolgen.
In Gruppe II ist ebenfalls eine Unterteilung in light, medium und heavy möglich. Aufgrund ihres klinischen Anwendungsbereiches ist es sinnvoll, die NiTi-Zugfedern der Gruppe II über einen größeren Bereich von 30 bzw. 40 mm auszulenken.

Zwick-Universalprüfmaschine
Für die Untersuchungen der Zug- und Druckfedern aus superelastischen Materialien stand eine Universalprüfmaschine der Firma Zwick Typ 1425 zur Verfügung. Die Geschwindigkeit der Traverse konnte frei zwischen 0,2 mm –1000 mm/Min. eingestellt werden. Zur Vermessung der Federn wurde das Software-Paket "Hysterese" der Firma Zwick genutzt. Dieses Programm ermöglicht die freie Einstellung aller wichtigen Paramater für Zug- und Druckversuche. Neben den Schwellenwerten können unterschiedliche Geschwindigkeiten für Hin- und Rücklauf gewählt werden. Für jede Zugfeder werden die Parameter Kraft und Deh-

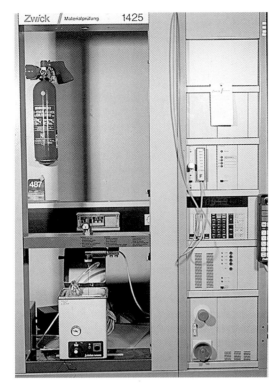

Abb. 46: Versuchsaufbau. Die Zugfeder befindet sich in einem auf 36,5° ± 0,5°C geheizten Wasserbad. Die obere Halterung ist mit der Zwick-Universalprüfmaschine verbunden. Diese wird über ein Computerprogramm definiert verfahren.

nung aufgezeichnet. Der Versuchsaufbau ist in Abbildung 46 dargestellt.

Von der Ruhelage der Zugfedern ausgehend wurden diese mit einer Geschwindigkeit von 5 mm/Min. elongiert bis zu einem vorgegebenen Dehnungsbereich. Anschließend erfolgte die Relaxation der Feder bis zur Ruhelage. Alle Zugfedern wurden um 4, 8, 15 und 20 mm gedehnt. Die Aufnahme der Meßdaten erfolgte über einen Sensor mit einem Meßbereich von 100 N. Die Auflösung des Sensors beträgt dabei 0,01 N.

Neben der graphischen Darstellung wurde für jede der gemessenen Rücklaufkurven die Kraft an definierten Dehnungspunkten einschließ-

lich der gefundenen Maximalwerte erstellt. Gleichzeitig erfolgte eine rechnerische Darstellung des Wegbereiches an den definierten Meßpunkten, bei welchen die gemessene Kraft $F \pm 0,1$ N wirkt. Letztgenannte Werte geben Aufschluß über das Plateauverhalten selbst.

7.2. Ergebnisse

Aktivierung 4 mm:

Insgesamt lag bei allen gemessenen Zugfedern die Kraft am Meßpunkt 2,5 mm zwischen 0,27 N und 2,06 N. Die Maximalkraft lag zwischen 0,35 N und 2,76 N. Es zeigt sich dabei eine Abhängigkeit von der Bezeichnung der einzelnen Hersteller in light, heavy und medium.

Bei einer Gesamtaktivierung der Feder von 4 mm wird bei den meisten Federn das Plateau nicht erreicht. Es findet sich demnach eine Linearität zwischen Kraft und Auslenkung.

Aktivierung 8 mm:

Bei dieser Gesamtaktivierung von 8 mm erreichen alle vermessenen Zugfedern das Plateau. Zwischen den Zugfedern bestehen ganz erhebliche Unterschiede in bezug auf Ausprägungsgrad und Konstanz der Kraftabgabe. Ein gutes Plateauverhalten zeigen die Federn Forestadent light, medium, American Orthodontics light, medium, A-Company 9 mm, GAC light, medium und heavy, Ormco und Dentaurum 9 mm sowie Techno-Med medium. Ein Vergleich zwischen dem Wegbereich der gemessenen Kraft am Meßpunkt 2,5 mm mit dem Meßpunkt 5 mm verdeutlicht den Unterschied zwischen den einzelnen Zugfedern im Hinblick auf das Plateauverhalten. Am Meßpunkt 2,5 mm zeigt die Feder Forestadent light einen Bereich zwischen 2,29 und 2,78 mm, bei dem die Kraft von 1,61 N ± 0,1 N wirkt. Der Wirkungsbereich liegt hier demnach unter 1 mm. Am Meßpunkt 5 mm zeigt die gleiche Feder eine deutlich größere Kraft von 2,16 N, aber einen größeren Wirkungsbereich zwischen 4,3 und 5,7 mm. Im initialen Teil der Rücklaufkurve hat diese Feder ein besseres Plateauverhalten. Dieses Ergebnis ergibt sich bei allen Zugfedern der Gruppe I. Bei den Zugfedern von GAC findet sich sowohl beim Meßpunkt 2,5 mm als auch am Meßpunkt 5 mm ein ausgeprägtes Plateauverhalten. Am deutlichsten ist dieses Verhalten bei der Feder s-light von GAC, bei der die Kraft von 0,73 N, am Meßpunkt 2,5 mm zwischen 0,39 und 5,2 mm, mit einer Abweichung von ± 0,1 N konstant ist. Ebenfalls beim Meßpunkt 5 mm zeigt diese Feder die konstanteste Kraftabgabe. Der gemessene Bereich beträgt 4,29 mm.

Aktivierung 15 mm:

Alle Zugfedern der Gruppe I erreichen bei einer Gesamtaktivierung von 15 mm ein Plateau. Aber auch hier sind bezüglich des Federverhaltens bzw. der Federqualität deutliche Unterschiede zu erkennen.

So weist das Plateau der Zugfeder Techno-Med heavy und light eher einen linearen Anstieg der Kraft zwischen den aufsteigenden Meßpunkten auf. Im ungünstigsten Fall kann die Kraft bei der Feder Techno-Med heavy auf 1,79 N am Meßpunkt 10 mm ansteigen. Der Weg der gemessenen Kraft an den drei Meßpunkten (2,5 ,5 und 10 mm) ist bei diesen beiden Federtypen am geringsten ausgeprägt.

Ein ausgeprägteres Plateauverhalten zeigen die Federn American Orthodontics heavy, Ormco 12 mm, Dentaurum 12 mm, Masel 12 mm, Masel 9 mm, A-Company 12 mm heavy, Rocky Mountain 9 mm und Rocky Mountain 12 mm. Auch bei diesen Federn ist jedoch der Bereich des Plateaus eingeschränkt. So läßt sich beispielsweise bei der Zugfeder Rocky Mountain 9 mm ein Plateaubereich zwischen ca. 6 und 11 mm nachweisen. Der Wegbereich der gemessenen Kraft dieser Feder am Meßpunkt 5 mm und Meßpunkt 10 mm zeigen einen Variationsbereich von 1,28 und 1,87 mm. Dies bedeutet einen deutlichen Kraftanstieg im Plateaubereich.

Ein gutes bis sehr gutes Plateauverhalten läßt sich für die Zugfedern Forestadent light und medium, American Orthodontics light, medium, Dentaurum 9 mm, Ormco 9 mm, A-Com-

pany 9 mm light darstellen. Bei der Zugfeder Dentaurum 9 mm beispielsweise variiert die Kraft zwischen dem Meßpunkt 2,5 und 10 mm lediglich zwischen 1,39 N und 1,84 N. Dies bedeutet eine Kraftungenauigkeit von 0,5 N. Auch der Wegbereich der Federn dieser Gruppe ist deutlich größer. Beim Meßpunkt 10 mm und einer Kraft von 1,84 N findet sich die Kraft ± 0,1 N in einem Bereich zwischen 6,54 und 11 mm. Bei der Gruppe I der guten bis sehr guten Federn mit einem großen Bereich von konstanter Kraftabgabe ist dieses Plateau jedoch klar begrenzt. Bei der Zugfedern Forestadent medium beispielsweise liegt diese Plateau zwischen 4 und 12 mm. Unterhalb vom Meßpunkt 4 mm findet sich ein lineares Verhalten der Feder. So zeigt die Feder am Meßpunkt 2,5 mm bei einer Kraft von 1,85 ± 0,1 N einen Wegbereich zwischen 2,32 und 2,71 mm.

Ein sehr gutes Plateauverhalten, d. h. nahezu konstante Kraftabgabe in einem großen Bereich der Rücklaufkurve, zeigen die Federn GAC light, medium und heavy. Zwischen den Meßpunkten variiert die Kraft um weniger als 0,5 N. Bei der Feder GAC s-light beispielsweise variiert die Kraft vom Meßpunkt 2,5 mm mit 0,69 N und 10 mm mit 0,82 N lediglich um 0,13 N. Als einzige zeigt diese Feder von 0 – 9,45 mm eine konstante Kraftabgabe von 0,7 N. Bei den letztgenannten Federn ist der Bereich des Plateaus ebenfalls bei den niedrigeren Meßpunkten gut ausgeprägt. Am Meßpunkt 10 mm zeigen die GAC-Zugfedern jedoch keinen wesentlichen Unterschied im Vergleich zu den guten bis sehr guten Zugfedern.

Aktivierung 20 mm:

Es ergeben sich zwischen den einzelnen Zugfedern Unterschiede im Ausprägungsgrad des Plateaus, der Steigung innerhalb des Plateaus und dem Kraftniveau. Bei diesem Aktivierungsgrad zeigen die meisten Zugfedern einen deutlich niedrigeren Kraftverlauf verglichen zu einer Aktivierung von 4, 8 bzw. 15 mm.

Diese Veränderung des Kraftniveaus ist jedoch bei den einzelnen Zugfedern unterschiedlich ausgeprägt. Während die GAC light-Zugfeder zwischen 15 mm und 20 mm Gesamtaktivierung am Meßpunkt 5 mm, bei 20 mm Gesamtaktivierung, ein um 0,1 N abgesenktes Plateau zeigt, weist die Zugfeder Forestadent light ein um 0,48 N niedrigeres Kraftniveau bei der größeren Gesamtaktivierung von 20 mm auf.

Die insgesamt größte Kraftkonstanz, d. h. die größte Wegdifferenz innerhalb derer die gemessene Kraft wirkt, zeigt die Feder GAC s-light mit einer Differenz von 11,5 mm (Abb. 47). Im Vergleich dazu zeigt die Feder Ormco 12 an den Meßpunkten 2,5 und 5 mm lediglich eine Wegdifferenz von 0,66 und 1,3 mm. Bei Betrachtung der gesamten Wegdifferenzen der vermessenen Zugfedern wird deutlich, daß eine konstante Kraftabgabe in unterschiedlichen Bereichen der Rücklaufkurve liegen kann. Für die bogengeführte Eckzahndistalisation ist jedoch eine Feder wünschenswert, die eine effiziente Zahnbewegung bis zum Schluß gewährleistet. Am günstigsten ist es, wenn die Zugfeder bis fast zum Nullpunkt ihre Kraft behält.

Abbildung 47 zeigt das unterschiedliche Kraftniveau und Kurvenverlauf der auf dem Markt befindlichen Zugfedern, die mit der Bezeichnung light angeboten werden.

Am Meßpunkt 10 mm liegt die Kraftentwicklung der Zugfeder Forestadent light bei 1,9 N. Für die Zugfeder von American Orthodontics läßt sich eine Kraft von 1,19 N darstellen und ist damit deutlich niedriger verglichen zur

Feder von Forestadent. Die Federn GAC light, A-Company light, American Orthodontics light und Techno-Med light zeigen ein ähnliches Kraftniveau, das zwischen 0,7 N und 1,3 N liegt (Abb. 47).

Die Unterschiede in der Kraftabgabe der einzelnen Zugfedern sind bei den Federn heavy ausgeprägter. Am Meßpunkt 10 mm der Entlastungskurve, bei 20 mm Gesamtaktivierung, beträgt die Differenz bezüglich der Kraft zwischen der Feder Techno-Med heavy und American Orthodontics heavy mehr als das Doppelte. Die Kraft variiert hier zwischen 1,61 N und 3,7 N (Abb. 48). Die Kraftentwicklung der Federn American Orthodontics- und A-Company heavy mit 3,7 und 3,29 N sind für die bogengeführte Zahnbewegung über eine größere Strecke aufgrund ihrer Kraftentwicklung weniger geeignet.

Aktivierung 40 mm:

Die Ergebnisse der gemessenen Zugfedern der Gruppe II für die Anwendung intermaxilläre Züge ist in Abbildung 49 dargestellt.

Die Zugfeder Masel heavy zeigt im Vergleich zu den anderen Zugfedern eher ein lineares Verhalten zwischen Kraft und Auslenkung. Sowohl die Feder Forestadent medium als auch die Feder Masel light zeigen ein Plateau und eine Kraft am Meßpunkt 15 mm von 1,25 bzw. 0,9 N (Abb. 49). Das Kraftniveau dieser Federn

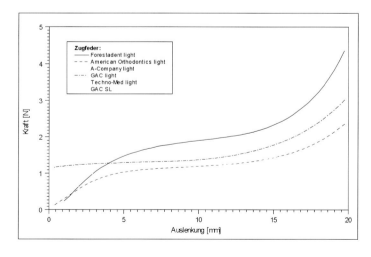

Abb. 47: Kraft-/Wegdiagramm der gemessenen Zugfedern der Stärke light bei einer Gesamtaktivierung von 20 mm. Darstellung der Entlastungskurve. Das unterschiedliche Kraftniveau sowie der Verlauf des pseudoelastischen Plateaus werden deutlich.

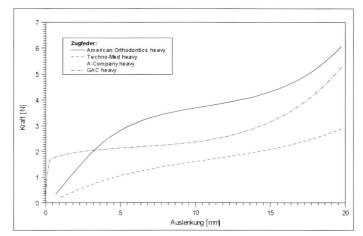

Abb. 48: Kraft-/Wegdiagramm der gemessenen NiTi-Zugfedern der Stärke heavy bei einer Gesamtaktivierung von 20 mm. Darstellung der Entlastungskurven. Das unterschiedliche Verhalten des pseudoelastischen Plateaus wird deutlich.

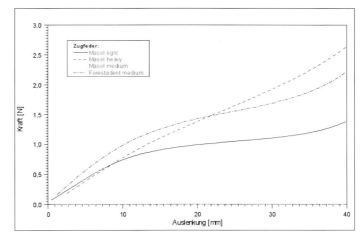

Abb. 49: Kraft-/Wegdiagramm der gemessenen NiTi-Zugfedern für die intermaxilläre Anwendung. Darstellung der Entlastungskurven. Es erfolgte eine Aktivierung von 40 mm.

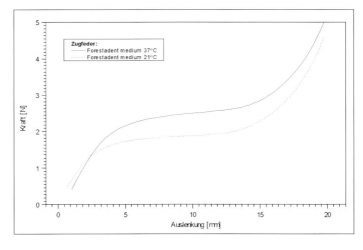

Abb. 50: Kraft-/Wegdiagramm der NiTi-Zugfedern von Forestadent der Stärke medium bei 20 mm Aktivierung und einer Temperatur von 21° und 37°C. Darstellung der Entlastungskurven. In Abhängigkeit von der Temperatur zeigt sich ein unterschiedliches Plateauniveau.

53

entspricht damit den erforderlichen Kräften für die Anwendung intermaxillärer Züge.

Alle getesteten Zugfedern zeigen, wie in Abbildung 50 anhand der Feder Forestadent medium gezeigt, aufgrund der Materialeigenschaften ein temperaturabhängiges Verhalten. Das Kraftniveau der Zugfeder liegt bei Raumtemperatur deutlich unter dem der Mundtemperatur. Am Meßpunkt 10 zeigt die Zugfeder (Abb. 50) eine Kraftdifferenz von 0,6 N. In Abhängigkeit von der Nahrungsaufnahme werden damit innerhalb eines bestimmten Kraftbereiches intermittierende Kräfte erzeugt.

7.3. Diskussion

Entsprechend der Entwicklung von superelastischen Drahtmaterialien und die Nutzung der mit diesem Material und der Legierung verknüpften Vorteile werden superelastische Drahtmaterialien auch als Zug- und Druckfedern eingesetzt [14,32,37,70,81,91,93,145, 146,150,155,197]. Insbesondere bei der bogengeführten Zahnbewegung ist eine definierte Kraftapplikation wünschenswert, um eine möglichst geringe Belastung des Verankerungssegmentes bei maximaler Effizienz der resultierenden Zahnbewegung zu erzielen. Wie die Ergebnisse gezeigt haben, sind superelastische Zugfedern damit besonders gut geeignet für die bogengeführte Eckzahndistalisation. Durch gezielte Behandlung der Legierung können die Zugfedern in unterschiedlichen Stärken angeboten werden.

Die aufgeführten Ergebnisse zeigen deutliche Unterschiede zwischen den einzelnen Zugfedern. Die von dem Hersteller aufgeführten Größen light, medium und heavy sind keineswegs hinweisend auf eine einheitlich definierte Kraftgröße. Die Feder Forestadent light zeigt bei 20 mm Aktivierung am Meßpunkt 10 mm eine Kraft von 1,9 N. Die Feder American Orthodontics medium zeigt bei demselben Meßpunkt bei der gleichen Aktivierung eine Kraft von 1,3 N. Bezüglich der Kraftabgabe liegt demnach die Feder Forestadent light über der

Feder American Orthodontics medium. Die Bezeichnungen light, medium und heavy sind demnach nur Richtlinien bei der Kraftabgabe von Zugfedern innerhalb eines Herstellers. Der Behandler muß entsprechend die für seinen Fall geeignete Zugfeder auswählen. Gehen wir von einer durchschnittlichen Aktivierung von 20 mm bei einer bogengeführten Eckzahndistalisation aus, so zeigen sich die Federn American Orthodontics heavy und A-Company heavy sowie GAC heavy für weniger geeignet bezüglich ihrer Kraftgröße. Bei einer Aktivierung von 20 mm am Meßpunkt 10 mm zeigen diese Federn eine Kraft von 2,4 – 3,7 N. Für die Eckzahndistalisation werden Kräfte zwischen 1 – 2 N empfohlen [155,172,174,213]. Sowohl Reitan [174] als auch Quinn u. Yoshikawa [172] gehen davon aus, daß ab einer bestimmten Kraft bzw. ausgeübten Streß auf den Zahn es zu keiner weiteren Zahnbewegung kommt. Es ist daher anzustreben, daß der Eckzahn bei der bogengeführten Zahnbewegung mit einer Maximalrate bewegt wird bei einem niedrigen Kraftniveau. Auch in bezug auf Verankerungsproblematiken ist dies ein wichtiger Aspekt. Kleinere Kräfte minimieren den Verankerungsverlust [172]. Superelastische Zugfedern mit einer geringen Kraft-/Verbiegungsrate sind besonders gut für diese Aufgabenstellung geeignet. Berücksichtigt werden muß in jedem Fall bei Betrachtung der Kraftgröße der Einfluß der Friktion in Abhängigkeit von der Ligatur bzw. Höhe des Power-Hooks. Nach Angaben von Schumacher et al. [197] kann dadurch die Zahnbewegung effizienter gestaltet werden, da auch bei Anwendung von elastischem Drahtmaterial der Kippungsgrad kleiner als 2° ist.

Bezüglich der Kräfte zeigen die Maximalkräfte dieser Studie, daß bei einer Gesamtaktivierung von 20 mm von den meisten Federn eine zu große Kraft erzeugt wird. Es empfiehlt sich daher, beim Einsetzen der Feder die Feder über einen größeren Weg zu aktivieren, als dies die klinische Situation erfordert. Beispielsweise bei der Feder Dentaurum 9 mm kann dabei die Kraft von 4,21 N auf 1,98 N reduziert werden. Gleichzeitig wird in Übereinstimmung mit anderen Autoren [21,37,56,155] erst bei ausreichender Aktivierung das Plateau erreicht und damit die Vorteile dieser Legierung genutzt. Während nach Breunig et al. [37] die Überaktivierung vorwiegend für die Länge des Plateaus von Entscheidung ist, zeigt die hier durchgeführte Untersuchung sowie Untersuchungen von Burstone et al. [56], daß neben der Größe des Plateaus auch das Kraftniveau deutlich verändert wird. Für die klinische Anwendung ist neben dem Ausprägungsgrad des Plateaus, dem Kraftniveau, ebenfalls die Steigung innerhalb des Plateaus von Interesse. Der hier durchgeführte Versuch zeigt ebenfalls eine Abhängigkeit von der Gesamtaktivierung der Feder. Der Wegbereich der wirksamen Kraft und damit Ausdruck des Plateauverhaltens der superelastischen Zugfeder Ormco (9 mm) beträgt am Meßpunkt 5 mm, bei einer Gesamtaktivierung von 8 mm, 1,52 mm. Bei Betrachtung des Wegbereiches ebenfalls am Meßpunkt 5 mm bei einer Gesamtaktivierung von 15 mm zeigt sich ein doppelt so großer Wert von 3,11 mm. Die Steigung des Plateaus nimmt demnach mit zunehmendem Aktivierungsgrad ab. In Abhängigkeit vom Aktivierungsgrad nimmt die Kraftkonstanz bei den einzelnen Federn zu. Dies war ein zu erwartendes Verhalten [56].

Die für die bogengeführte Zahnbewegung erforderliche Kraft läßt sich in Abhängigkeit vom Aktivierungsgrad der Feder gut mit einer superelastischen Zugfeder erreichen. Bei einer Gesamtaktivierung von 20 mm zeigen am Meßpunkt 15 mm folgende Federn dieser Untersuchung für die bogengeführte Eckzahndistalisation eine zu große Kraft: American Orthodontics heavy, A-Company 12 mm heavy, Forestadent light, Forestadent medium, GAC heavy, GAC medium, Masel 9 mm. Werden die superelastischen Zugfedern jedoch so voraktiviert, daß ihre aktive Wirkung erst bei 10 mm beginnt, lassen sich nur noch vier Zugfedern für die Eckzahndistalisation ausschließen: American Orthodontics heavy, A-Company 12 mm heavy, Forestadent medium und GAC heavy. Alle anderen aufgeführten Zugfedern eignen sich gut für die Eckzahndistalisation in bezug auf die Kraftgröße.

Eine optimale Zahnbewegung mit geringen Kräften läßt sich nur dann realisieren, wenn die Kraft tatsächlich auch über den gesamten Bereich wirkt. Bei den Zugfedern mit einer Gesamtaktivierung von 20 mm, die zwischen gut und sehr gut eingestuft wurden, zeigt sich im letzten Bereich der Deaktivierungskurve ein lineares Verhalten. Am Ende der Zahnbewegung wird bei diesen Zugfedern der Vorteil des Materials – die Pseudoelastizität – nicht mehr genutzt. Lediglich die Zugfedern der Firma GAC zeigen ein deutlich ausgeprägtes Plateau auch am Ende der Rücklaufkurve der Federn im Kraft-/Wegdiagramm. Insbesondere die Feder GAC s-light weist eine konstante Kraftabgabe von 0,64 N am Meßpunkt 2,5 mm bei einer Gesamtaktivierung von 20 mm zwischen 0 mm und 11,44 mm auf. Für die Eckzahndistalisation ist aufgrund der Kraftgröße die Feder GAC light mit einem Bereich zwischen 1,25 N und 1,78 N zu bevorzugen.

Vergleicht man die superelastischen Zugfedern mit Zugfedern aus Stahllegierungen, so sind die SE-Zugfedern deutlich überlegen. Zugfedern aus Stahllegierungen weisen nach Untersuchungen von Boshart et al. [33] nur einen geringen Aktivierungsbereich auf. Klinisch bedeutet dies, daß es äußerst schwierig ist, mit derartigen Zugfedern eine definierte Kraft zu applizieren. Weiterhin zeigen Zugfedern aus Stahl ein entsprechend lineares Verhalten im Kraft-/Wegdiagramm. Eine Applikation von konstanten und überschaubaren Kräftesystemen ist so nicht möglich.

Auch die Verwendung von Alastic-Ketten für die bogengeführte Zahnbewegung hat deutliche Nachteile gegenüber der superelastischen Zugfeder. Alastic-Ketten weisen nach einer Untersuchung von Bertl u. Droschl [29] 20 % Kraftverlust auf. Bereits innerhalb der ersten Stunde verlieren Alastic-Ketten einen Großteil ihrer Kraft [7,29,80,130]. In Abhängigkeit von dem verwendeten Material fanden sich Schwankungen von 20 % [80]. Insgesamt muß bei Anwendung von Alastic-Ketten mit einem Kraftverlust von 50 % innerhalb von vier Wochen gerechnet werden [80,130]. Kuster et al. [130] zeigt bei einer Längenaktivierung einer Alastic-Kette um das Doppelte eine Reduktion der Anfangskraft von 300 g auf 190 g innerhalb des ersten Tages. Eine weitere Kraftreduktion war nach vier Wochen zu verzeichnen. Eine derartig zeitabhängige Reaktion tritt bei superelastischen Nickel-Titan-Zugfedern nicht auf [93]. Zusätzlich findet sich bei den Alastic-Ketten eine große Standardabweichung innerhalb der verwendeten Materialien zwischen 240 – 436 g [80]. Eine Vorhersagbarkeit der Kraftabgabe ist damit bei Verwendung von Ketten nicht möglich. Schumacher et al. [197] konnten darstellen, daß die NiTi-Zugfeder im Vergleich zur Alastic-Kette eine effektivere Distalisation bewirkt. Eine gegenüber der NiTi-Zugfeder um 20 – 50 % geringere Distalisation zeigte die Verwendung der Alastic-Kette, da zusätzlich die Friktion größer wird. Die Kraft der SE-Zugfedern für intermaxilläre Züge war in dieser Untersuchung in einem geeigneten Bereich. Mögliche dentoalveoläre Nebeneffekte und Irritationen des neuromuskulären Systems der Patienten sind zu berücksichtigen [184]. Intermaxilläre Züge sollten daher auf keinen Fall länger als ein halbes Jahr getragen werden. Weiterhin zeigt sich, daß die klinische Anwendung dieser Zugfedern schwierig ist, da das Drahtmaterial durch den Kauvorgang irreversibel geschädigt werden kann. Auch die Mundhygiene ist aufgrund der Federn erheblich erschwert.

8. Anwendung von SE-Zugfedern in der Behandlung

Aufgrund der Vorhersagbarkeit der Kraft und Kraftkonstanz der Zugfedern sind diese besonders gut geeignet für die bogengeführte Zahnbewegung. Hierbei muß zwischen Einzelzahnbewegungen und Bewegungen von Zahnsegmenten unterschieden werden.

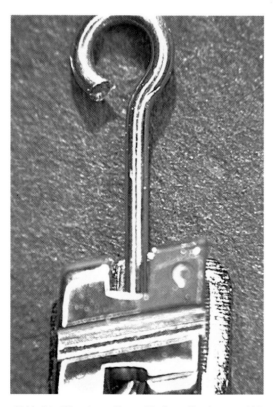

Abb. 51: Für eine nähere Kraftapplikation am Widerstandszentrum des Zahnes kann bei Verwendung eines Brackets mit einem Vertikalslot ein selbstgebogener Power-Hook eingefügt werden.

8.1. Eckzahndistalisation

Bei der bogengeführten Zahnbewegung sind superelastische Zugfedern das Mittel der Wahl. Vorteile wie die Superelastizität und die geringe Last-/Aktivierungsrate werden dabei genutzt. Aufgrund der Kenntnisse über die Friktion werden die superelastischen Zugfedern, wie in Abbildung 51 gezeigt, in Kombination mit einer hohen Ligatur bzw. Power-Hook verwendet.

Wird für das Einhängen der superelastischen Zugfedern eine hohe Ligatur genutzt, so ist diese in jedem Falle aus einem dicken Ligaturendraht mit der Dimension .014 herzustellen, um eine entsprechende Stabilität zu erzielen. Wie die Abbildungen 52 u. 53 zeigen, kann bei Verwendung eines Vertikalslotes der Power-Hook weiter apikal plaziert werden, was zu einem günstigeren Kraftansatzpunkt in Richtung Widerstandszentrum des Zahnes führt [162,215]. Die Kippkomponente während der bogengeführten Eckzahndistalisation werden damit verringert und entsprechend der Einfluß der Friktion geringer. Bei der bogengeführten Zahnbewegung zeigt sich in bezug auf das Friktionsverhalten die Verwendung eines Stahldrahtes günstig. Die verwendete Zugfeder kann zusätzlich mit einem Silikonschlauch versehen werden, um etwaige Irritationen zu vermeiden.

Konventionelle Power-Hooks am Bracket, wie sie von den einzelnen Firmen angeboten werden, sind in der Regel für die bogengeführte Eckzahndistalisation nicht geeignet.

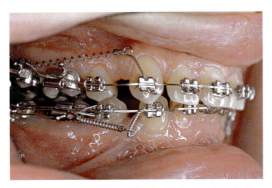 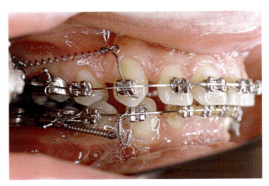

Abb. 52: Patientin K. A. mit eingehängter Zugfeder zur Distalisation des Zahnes 23 und 33.

Abb. 53: Patientint K. A nach einem Monat Therapie mit SE-Zugfedern. Die Lage des Power-Hooks muß lediglich kontrolliert werden. Eine erneute Aktivierung der Zugfeder ist nicht erforderlich.

8.2. Retraktion des Frontsegmentes

Die Anwendung von SE-Zugfedern eignet sich ebenfalls für die Bewegung von Zahnsegmenten. Bei der Frontzahnretraktion ist gleichsinnig der bogengeführten Zahnbewegung eine definierte Kraftapplikation wünschenswert, um applizierte Kräfte und Momente besser aufeinander abstimmen zu können (Abb.54).

Die Nutzung der Vorteile von SE-Materialien für die Kraftapplikation bei der Frontzahnretraktion resultiert in einer geringen Belastung des Verankerungssegmentes bei maximaler Effizienz der resultierenden Zahnbewegungen. Die Aktivierung eines solchen Retraktionssystems ist wesentlich vereinfacht gegenüber konventionellen Retraktionsmechaniken. Eine Überaktivierung und damit zu hohe Kraftapplikation wird bei Anwendung von SE-Zugfedern vermieden. Eine Aktivierung im Millimeterbereich, wie es bei den bisherigen, konventionellen Retraktionssystemen notwendig war, ist nicht erforderlich.

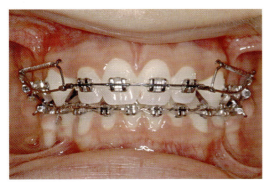 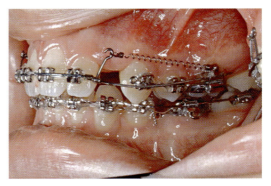

Abb. 54a und b: Patient mit eingesetztem neu entwickelten Compound-Retraktionsbogen bestehend aus superelastischer Zugfeder, Power-Hook und Torquesegmentbogen.

9. Beeinflussung der SE-Materialien durch Temperaturbehandlung

Für die Multibandtechnik wäre ein SE-Draht wünschenswert, der segmentiert in seiner Festigkeit vom Behandler selbst gesteuert werden kann. Das Einbiegen von komplizierten Loop-Formen und die damit verbundenen Nachteile könnten so weiter reduziert werden. Eine Veränderung bezüglich des Spannungsverhaltens eines superelastischen Drahtes im plastischen Bereich ist durch zusätzliche Hitzebehandlung zu erwarten [122,153,154,168,219]. Die Festigkeit des Drahtes ist damit durch entsprechende Wärmebehandlung steuerbar. Sind individuelle Veränderungen der Bogenform notwendig, kann während der Wärmebehandlung gleichzeitig der Allroundeffekt genutzt werden [187]. Die Beeinflussung der Festigkeit von SE-Drahtmaterialien erfolgt über eine Wärmebehandlung zwischen 360°C – 520°C. Dies erfolgt mittels einer Form in einem Wärmeofen, der auf eine bestimmt Temperatur gebracht wird. Für die direkte Anwendung am Patienten empfiehlt sich jedoch eher eine Temperatursteuerung des SE-Drahtmaterials mit dem Memory-Maker nach Sander[1] [125, 187,236]. Eine weitere Methode, den Draht zu programmieren und in seiner Superelastizität zu beeinflussen, ist der Arch Made[2] von Miura [153]. Bei beiden Systemen erfolgt über eine Stromquelle eine Erhitzung des Drahtes. Für die klinische Handhabung ist der Memory-Maker geeigneter, da die Steuerung der Temperatur mit einem gepulsten Gleichstrom wesentlich einfacher ist und eine Überhitzung und damit irreversible Schädigung des Drahtes leichter vermieden werden können.

Bei vielen Behandlungsaufgaben stellt sich jedoch oft das Problem, daß für Einzelzähne eine Kraftreduzierung wünschenswert ist, während die Festigkeit des Drahtes für andere Zähne besonders groß sein sollte. Eine individuelle Abstufung der Festigkeit scheint im Einzelfall sinnvoller zu sein. Typischerweise treten diese Probleme bei der Einordnung verlagerter Eckzähne, aber auch bei der Nivellierung größere Fehlstände auf.

9.1. Material und Meßmethode

Aus einem .016 x .022 Titanol[1] wurden zehn Drahtproben à 20 mm abgetrennt. Die Temperaturbehandlung der Drahtproben erfolgte in einem Wärmeofen und mit dem Memory-Maker[1].

Bei der Wärmebehandlung der Drahtproben im Wärmeofen wurden die Drahtproben in einer Form erwärmt. Initial wurden die Proben von einem unbehandelten Zustand auf eine Temperatur zwischen 360°C – 520°C erwärmt. Die Erwärmung der Proben erfolgte in einer Abstufung von 20°- Schritten. Die Dauer der Wärmbehandlung betrug 15 Minuten. Nach Untersuchung des Drahtmaterials im Biegeversuch wurden dieselben Drahtproben erneut einer Wärmbehandlung unterzogen. Die Temperaturstufe bei der Wärmebehandlung wurde neu festgelegt. Ein Draht, der in der ersten Wärmebehandlung mit 360°C programmiert wurde, erhielt dann eine Wärmebehandlung mit höheren Temperaturstufen. Entgegengesetzt dazu wurde ein Draht, der mit 520°C pro-

---

[1] Forestadent
[2] TM

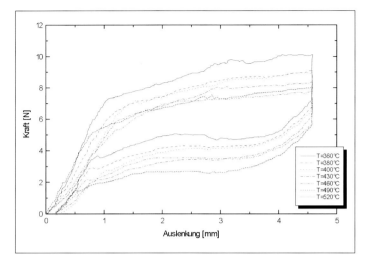

Abb. 55: Programmierung eines neuen plastischen Verhaltens durch unterschiedliche Wärmebehandlung im Wärmeofen eines vorher unbehandelten .016 x .022 Titanol-Drahtes[1].

grammiert wurde, in der weiteren Wärmebehandlung mit niedrigeren Temperaturen zwischen 490°C – 360°C behandelt. Die Dauer der Wärmbehandlung betrug auch bei den weiteren Programmierungsschritten 15 Minuten. Nach erneuter Programmierung der so erstellten Drahtproben erfolgte ein erneuter Biegeversuch.
Die Wärmebehandlung mit dem Memory-Maker wurde in drei Stufen bei 310°C, 360°C und 520°C durchgeführt. Die einzelne Temperaturabstufung erfolgte über die farbliche Änderung des Drahtes. Die Erwärmung bei dieser Methode liegt im Sekundenbereich. Nach der ersten Stufe der Wärmebehandlung wurde der Biegeversuch durchgeführt. Anschließend erfolgte eine erneute Wärmebehandlung mit einer neuen Temperaturstufe, d. h. initial bereits getestete Proben erhielten eine neue Programmierung. Nach Herstellung der Proben wurde der wie in Kapitel 6 dargestellte Biegeversuch bei 36,5° ± 0,5°C durchgeführt.

9.2. Transformationsverhalten nach einmaliger Temperaturbehandlung

Die Ergebnisse nach einmaliger Temperaturbehandlung zeigt Abbildung 55.
Bei der Temperaturbehandlung in einem Wärmeofen eines primär unbehandelten Drahtes mit 360°C befindet sich im spannungsinduzierten Martensitplateau eine Kraft von ca. 5 N. Bis zu einer Auslenkung von 4 mm bleibt diese Kraft konstant und wird nicht überschritten. Mit zunehmender Temperatur verschiebt sich das pseudoelastische Plateau auf ein geringeres Kraftniveau. Bei der hier getesteten Drahtdimension reduziert sich die Kraft um ca. 2 N, wenn der Draht anstatt auf 360°C auf 520°C erhitzt wird. In Abhängigkeit von der Temperatur findet sich eine graduelle Abstufung des Plateauverhaltens.

[1] Forestadent

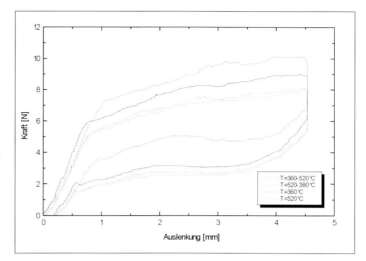

Abb. 56: Programmierung eines neuen plastischen Verhaltens durch unterschiedliche Wärmebehandlung im Wärmeofen eines bereits mit Temperatur behandelten .016 x .022 Titanol-Drahtes[1]. Vergleichende Darstellung zur einmaligen Wärmebehandlung.

9.3. Transformationsverhalten nach wiederholter Temperaturbehandlung

Wird der Draht nach bereits durchgeführter Wärmebehandlung nochmals wärmebehandelt, so kann erneut das spannungsinduzierte Martensitplateau verändert werden (Abb. 56). Die erneute Programmierung des Drahtes zeigt eine neue Plateauebene im plastischen Bereich der Rücklaufkurve im Kraft-/Wegdiagramm. Den Vergleich von Drähten, die einphasig behandelt wurden (einmalige Wärmebehandlung), und Drähten, die zweiphasige behandelt wurden (zweimalige Wärmebehandlung mit unterschiedlichen Temperaturen), zeigt Abbildung 56. Bei einer Programmierungstemperatur von 360°C und einer Kraftabgabe von ca. 5 N (Rücklauf) kann durch erneutes Programmieren desselben Drahtanteiles mit einer Temperatur von 520°C die Kraft

auf ca. 2,8 N (Rücklauf) reduziert werden. Bei erneuter Programmierung mit einer höheren Temperatur zeigt sich bei der zweiphasigen Behandlung ein gleiches Verhalten zur einphasigen Behandlung. Das für die Kieferorthopädie interessante pseudoelastische Plateau der Rücklaufkurve im Kraft-/Wegdiagramm wird durch die Behandlung mit höheren Temperaturen bei ein- und zweiphasiger Behandlung auf ein niedrigeres Kraftniveau abgesenkt. Programmiert man einen Draht, der initial mit einer hohen Temperatur behandelt wurde, im folgendenen mit einer niedrigen Temperatur, findet sich nur eine eingeschränkte Reversibilität des Verhaltens. Eine Änderung des spannungsinduzierten Martensitplateaus konnte bei einer erneuten Wärmebehandlung von 520°C auf 360°C nicht auf ein höheres Kraftniveau zurückgeführt werden (Abb. 56).

[1] Forestadent

61

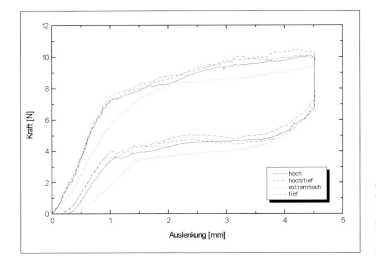

Abb. 57: Kraft-/Wegdiagramm eines .016 x .022 Titanol[1] nach Programmierung und Umprogrammieren mit dem Memory-Maker bei unterschiedlichen Temperaturen.

9.4. Transfromationsverhalten nach Temperaturbehandlung mit dem Memory-Maker

Bei der Programmierung mit dem Memory-Maker ist aufgrund der Farbcodierung eine Feinabstufung der Temperatur, wie wir sie im Wärmeofen vornehmen können, nicht möglich. Eine Unterteilung in eine niedrige, hohe und sehr hohe Temperaturphase kann jedoch erfolgen.

Durch Temperaturbehandlungen mit dem Memory-Maker von 520°C (Farbe blau) erhält der SE-Draht das niedrigste Plateau. Bei einer Temperaturbehandlung des gleichen Drahtes bei einer Temperatur von 310°C – 360°C (Farbe strohgelb – gold) erhält der Draht das höchste Plateau, und hinsichtlich der Rücklaufkurve wird die größte Kraft auf den Zahn ausgeübt (Abb. 57). Das Kraftniveau im pseudoelastischen Plateau bei tiefer Programmierungstemperatur liegt bei der hier gewählten Drahtdimension .016 x . 022 bei ca. 5 N. Dies entspricht dem Verhalten des SE-Drahtes im Kraft-/Wegdiagramm mit einer Programmierungstemperatur von 360°C im Wärmeofen. Entsprechend dem Verhalten bei der Programmierung und Wärmebehandlung im Wärmeofen läßt sich die Reaktion des SE-Drahtes durch Programmierung und Wärmebehandlung mit dem Memory-Maker beschreiben. Auch hier kommt es durch höhere Wärmebehandlung zu einem veränderten Plateauverhalten. Eine Zunahme der Programmierungstemperatur bewirkt ein Absinken des Kraftniveaus im spannungsinduzierten Martensitplateau der Rücklaufkurve im Kraft-/Wegdiagramm des SE-Drahtes. Ebenfalls ist eine erneute Programmierung und damit Änderung des Kurvenverlaufs möglich. Nach initialer niedriger Programmierungstemperatur und anschließender Programmierung mit einer hohen Temperatur reduziert sich die Kraft im Plateau der Rücklaufkurve um 0,5 N. Damit ist auch bei dieser Methodik der Wärmebehandlung durch erneute Programmierung mit einer neu gewählten Temperatur das Verhalten bzw. die Kraftabgabe im Plateaubereich steuerbar. Wird der SE-Draht bei der Programmierung überhitzt, d. h. die Programmierung zu hoch gewählt, kommt es zu einer irreversiblen Schädigung der Legierung (Abb. 57). Bei Betrachtung des Kurvenverhaltens (Temp. sehr hoch) wird das Kraftniveau zwar wesentlich verringert, der Plateaubereich wird jedoch wesentlich verkürzt und das Deflexionsvermögen des Drahtes eingeschränkt.

[1] Forestadent

9.5. Diskussion

Die durchgeführten Versuche einer gezielten Wärmebehandlung mit Temperaturen zwischen 360°C und 520°C führten zu einer Beeinflussung des elastischen und plastischen Bereiches der gemessenen Drahtproben. Bei einer Temperatur von 36,5°C (Mundtemperatur) zeigte sich eine deutliche Abhängigkeit im plastischen Bereich der gemessenen SE-Drähte. Dieselben Tendenzen zeigen Untersuchungen anderer Autoren [122,153,154,220]. Je höher die einprogrammierte Temperatur ist, desto niedriger liegt das Kraftniveau des pseudoelastischen Plateaus im Verlauf der Rücklaufkurve. Durch die Änderung der Temperatur wurde der Draht nicht irreversibel geschädigt. Die Kraft des pseudoelastischen Plateaus kann durch Wärmebehandlung verringert werden und steht neben der Temperaturgröße in Abhängigkeit von der Dauer der Hitzebehandlung. Lediglich bei einer Überhitzung des Drahtes kommt es zu einer irreversiblen Schädigung des Drahtmaterials mit einem Verlust von wichtigen Eigenschaften. Ein einmal irreversibel geschädigter Draht kann nicht erneut umprogrammiert werden. Bei einer Programmierungstemperatur von 360°C kann mit der Anwendung des Memory-Makers eine Reversibilität des Plateauverhaltens erzielt werden. Ein SE-Draht, der zuvor mit einer hohen Temperatur im Wärmeofen behandelt wurde, konnte in diesem Versuch durch eine weitere Behandlung bei niedriger Temperatur kein höheres Spannungsniveau einnehmen. Gegensetzlich dazu die Untersuchungen von Okamoto et al. [168]. Unabhängig von der Temperaturrichtung, d. h. Umwandlung von hoher Temperatur in niedrige Temperatur bzw. niedrige Temperatur in hohe Temperatur, stellt dies einen beliebig oft reversiblen Prozeß der Wärmebehandlung dar. Die Erhitzung in seinem Versuch auf 500°C erfolgte jedoch nur über zwei Minuten. Bei zunehmender Temperaturbehandlung mit hohen Temperaturen wird der Anteil der bleibenden plastischen Deformation deutlich. Dies war nach kaliometrischen, elektrischen Widerstands- und mikroskopischen Untersuchungen zu erwarten [122,220,221, 224]. Das Verhalten des Drahtes im spannungsinduzierten Martensitplateau steht neben der Temperaturhöhe in einem engen Zusammenhang mit der Dauer der Temperatureinwirkung [122,154]. So sind die einzelnen Untersuchungen ebenfalls in Abhängigkeit von der Temperaturdauer zu betrachten und damit nur bedingt vergleichbar. Weiterhin ist aufgrund des hier durchgeführten Biegeversuches bei einem Vergleich zu anderen Untersuchungen, die Versuchsmethodik zu berücksichtigen.

Durch eine Wärmebehandlung (< 180°C), wie beispielsweise bei der Sterilisation, werden NiTi-Drahtmaterialien in ihren mechanischen Eigenschaften nicht beeinflußt [147]. Auch Desinfektionsmittel ohne Wärmebehandlung scheinen keinen Einfluß auf die Materialeigenschaften zu haben [41]. Dies steht im Gegensatz zu Untersuchungen von Kapila et al. [117].

10. Anwendung temperaturbehandelter SE-Materialien in der Behandlung

Durch die Programmierung hat der Behandler die Möglichkeit, eine Draht-Bogenapparatur zu entwickeln, die in bestimmten Bereichen eine niedrige Kraftentfaltung, in anderen Bereichen eine hohe Kraftentfaltung besitzt. Werden alle Bereiche des Drahtes mit niedriger Temperatur in ihrer Form programmiert, so sind diese Bereiche des Drahtbogens von größerer Festigkeit. Bei einer hohen Programmierungstemperatur wird die Festigkeit des Drahtes reduziert und entspricht in diesem Segment einer geringeren Bogendimension.

10.1. Programmierung mit dem Memory-Maker

Für das individuelle Einprogrammieren eines neuen Memory und die gezielte Temperaturbehandlung kann der Memory-Maker genutzt werden (Abb. 58). Eine gesteuerte Temperaturbehandlung ist aufgrund der gepulsten Stromquelle möglich. Die jeweilige Anlauftemperatur des Drahtes entscheidet hierbei über die physikalischen Eigenschaften des SE-Materials. Die Steuerung dieser physikalischen Eigenschaften ist bei der Lösung von Behandlungsproblematiken sinnvoll. Eine individuelle Abstufung der Festigkeit des Drahtes ist für viele Behandlungsaufgaben erforderlich (Abb. 59).
Insbesondere bei der Nivellierung größerer Fehlstände bzw. Einordnung von Einzelzähnen treten solche Problematiken auf. Gezielt kann bei Fehlstellung von Einzelzähnen eine höhe-

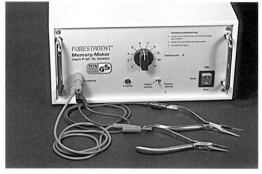

Abb. 58: Memory-Maker nach Sander[1] für die manuelle Programmierung superelastischer Drähte. Kieferorthopädisch genutzte superelastische Materialien lassen sich so für die jeweilige Behandlungssituation anpassen. Biegungen 1., 2. und 3. Ordnung können in den Draht programmiert werden, ohne den Draht dabei durch Überhitzung zu schädigen.

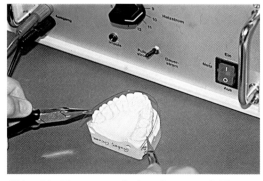

Abb. 59: Temperaturbehandlung und Einprogrammierung eines neuen Memory anhand der klinischen Situation des Patienten bzw. eines für den Patienten individuell hergestellten Set-up.

[1] Forestadent

65

re Programmierungstemperatur gewählt werden und reduziert damit die Kraft des Drahtes in diesem Bereich.

Die Behandlungsschritte sind aufgrund der gezielteren Programmierung und Formgebung des Drahtes kontrollierter und gezielter steuerbar. So kann beispielsweise bereits zu Beginn der Nivellierung sukzessive ein Sweep einprogrammiert werden (Abb. 60 u. 61). Dies ist insbesondere bei Anwendung der Straight-Wire-Technik eine zusätzliche Verbesserung der Behandlungstechnik. Die Anwendung vorgefertigter Spee-Bögen und damit verbundene Nachteile entfallen.

Aufwendigere Loops lassen sich ebenfalls mit dem Memory-Maker programmieren. Superelastische Drahtmaterialien sind mit normalen Zangen ohne zusätzliche Erwärmung nur bedingt und mit großem Aufwand biegbar. Bei dem konventionellen Biegevorgang wird dabei der Draht irreversibel geschädigt. Damit verliert der Draht die Vorteile der Memory-Legierung. Wenn man dem Draht eine neue Form geben will, so ist das Biegen des Bogens mit zwei Zangen und einer elektrischen Widerstandserhitzung die einfachste Methode. Der Memory-Maker ermöglicht eine gute Steuerung des Biegevorganges. Der Biegevorgang selbst un-

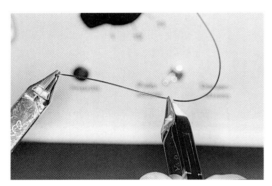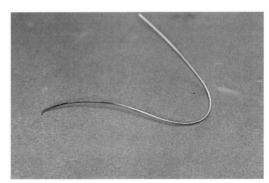

Abb. 60 u. 61: Einprogrammierung einer Biegung 2. Ordnung mit dem Memory-Maker. Über die gute Steuerung des Erhitzungsdrahtes sind gezielte Biegungen, wie hier in Form einer Anti-Spee-Biegung, möglich. Diese Biegung kann durch erneute Programmierung verstärkt bzw. abgeschwächt werden.

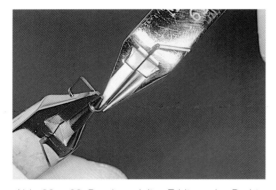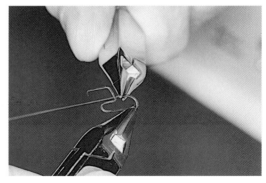

Abb. 62 u. 63: Durch gezieltes Erhitzen des Drahtes mit dem Memory-Maker kann dieser geformt werden. Für die Lösung von Teilaufgaben während einer Multibandbehandlung kann die Indikation für Teilbögen gestellt werden. Bestimmte Loopformen können, wie hier am Beispiel des T-Loops gezeigt, erforderlich werden.

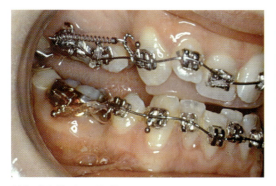 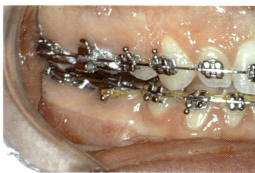

Abb. 64: Patient R. D. nach Einsetzen eines martensitischen SE-Nivellierungsbogens. Die zu Beginn der Behandlung erforderlichen Nivellierungsaufgaben werden deutlich.

Abb. 65: Patient R. D. nach erfolgter Nivellierung. Die durch das martensitische SE-Bogenmaterial erfolgten Zahnbewegungen sagittaler und vertikaler Richtung sind sichtbar.

terscheidet sich nur geringfügig von dem konventionellen Biegevorgang (Abb. 62 u. 63). Anstatt einer Zange werden zwei Zangen benötigt. Während des Biegens mit dem Memory-Maker müssen die beiden verwendeten Zangen einen gewissen Abstand einnehmen. Es wird damit nicht direkt am Branchenende gebogen. Anhand der Farbe des Drahtes bzw. im Weicherwerden des Drahtes kann abgeschätzt werden, wann die geeignete Temperatur erreicht wird und der Draht gebogen werden kann. Für den Anfänger empfiehlt sich die Verwendung einer Farbmarkierung (Stabilo-OH-Pen 96 P), da das Verdampfen der Farbmarkierung die geeignete Temperatur anzeigt. In Schritten kann so der Draht segmentweise gebogen werden.

10.2. Nivellierung

Auch bei größeren Nivellierungsaufgaben kann bei Verwendung von SE-Drahtmaterial und segmentierter Temperaturbehandlung mit dem Memory-Maker ein SE-Draht in Abhängigkeit von der Nivellierungsaufgabe einligiert werden, ohne daß ein Biegen von Loops notwendig ist. Gezielte Wärmebehandlung des Drahtes ist in vielen Fällen erforderlich. Die orthodontisch wirksame Kraft steht in Abhängigkeit von der klinischen Situation der zu behandelnden Patienten. Der in Abbildung 64 u. 65 dargestellte klinische Befund zeigt eine solche Nivellierung.

Durch das gute Rückstellvermögen von superelastischen Legierungen werden die Nivellierungsaufgaben in einer relativ kurzen Behandlungszeit gelöst (Abb. 64 u. Abb. 65).

Durch die schnellere Nivellierung und die Reduzierung der Kraft in den klinisch erforderlichen Bereichen kann wesentlich früher auf größere Bogendimensionen übergegangen werden. Eine Kontrolle über die Achsenstellung der Zähne und Torque-Kontrolle in der Front findet damit bereits zu einem sehr frühen Behandlungszeitpunkt statt. Die Behandlungsdauer wird dadurch reduziert. Gegen-

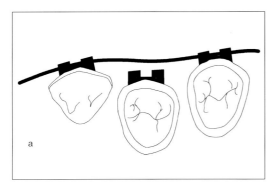

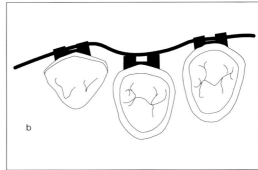

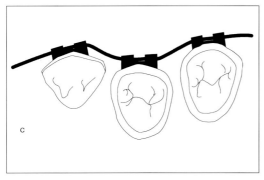

Abb. 66 a–c: a: Stahldraht; b: SE-Draht; c: temperaturbehandelter SE-Draht.

sätzlich zu der Behandlung mit konventionellen Bögen kann durch gezielte Kraftsteuerung von SE-Drähten bei Temperaturbehandlung der Draht stärker in den Slot einligiert werden. Abb. 66 a – c zeigen den Unterschied der Einligierungsmöglichkeit bei einem Stahldraht, SE-Draht und programmierten SE-Draht.

Durch die unterschiedlichen Materialeigenschaften können Stahldraht, SE-Draht und programmierter SE-Draht nicht in gleicher Weise einligiert werden. Bereits bei geringer Auslenkung des Stahldrahtes kommt es zu einer hohen Kraft- bzw. Momentabgabe auf den jeweiligen Zahn bzw. die Zähne. Bei entsprechenden Zahnfehlstellungen kann wie in dem hier gezeigten Beispiel (Abb. 66a) der Zahn le-

diglich anliegiert werden. Es ist vorstellbar, daß diese Art der Zahnbewegung unkontrolliert abläuft. Durch die Anwendung von SE-Drahtmaterialien kann in Abhängigkeit von der Zahnfehlstellung und der Drahtdimension der Draht nahezu in den Slot einligiert werden (Abb. 66b). Auch wenn der SE-Draht, wie in diesem Fall gezeigt (Abb. 66c) nicht vollständig in den Slot einligiert werden kann, empfiehlt es sich, den Draht vor dem Ligieren weiter auszulenken, d. h. in den Slot hineinzudrücken, um dann die Auslenkung des Drahtes wieder etwas nachzulassen. Damit wird erzielt, daß das Kraftniveau des Drahtes sich auf der Rücklaufkurve im Kraft-/Dehnungsdiagramm der jeweiligen Drahtdimension befindet. Durch den größeren

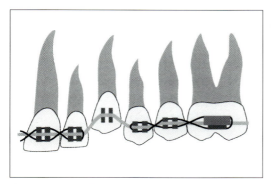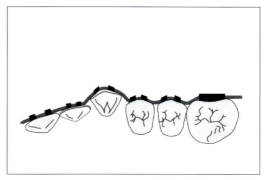

Abb. 67a u. b: Einordnung eines verlagerten Eckzahnes mit einem temperaturbehandelten Draht in den Zahnbogen.

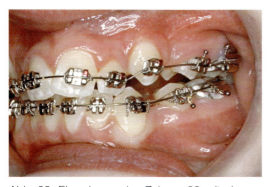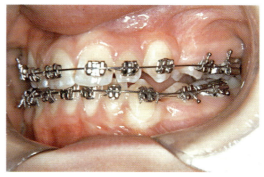

Abb. 68: Einordnung des Zahnes 23 mit einem temperaturbehandelten Titanol-Martensitic[1] bei dem Patienten G. A.

Abb. 69: Klinische Situation des Patienten G. A. nach sechs Wochen. Der Zahn 23 konnte vertikal eingestellt werden.

Aktivierungsbereich von SE-Drahtmaterialien ist im Gegensatz zum Stahldraht die Gefahr einer Überlast wesentlich geringer.

10.3. Einordnung verlagerter Eckzähne

Insbesondere bei der Einordnung von verlagerten Eckzähnen bzw. Eckzähnen, die sich in einer Infraposition im Zahnbogen befinden, empfiehlt sich eine segmentierte Wärmebehandlung des Drahtes (Abb. 67a u. b). Im Bereich des Eckzahnes wurde in dem in den Ab-

bildungen 68 und 69 gezeigten Fall der Draht auf eine niedrige Kraftabgabe programmiert, während die Kraftabgabe des Drahtes im Seitenzahnsegment erhalten blieb. Abb. 69 zeigt die Situation des Patienten sechs Wochen später. Die Nivellierung ist weitgehend abgeschlossen. Durch die geringe Kraft konnte der Eckzahn in den Zahnbogen eingestellt werden. Eine Nachaktivierung des Drahtes erfolgte nicht.

[1] Forestadent

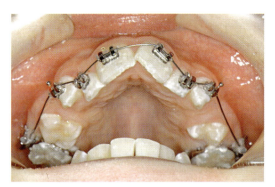 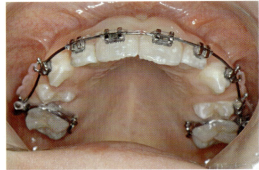

Abb. 70 u. 71: Transversale Einstellung des Zahnbogens durch selektive Programmierung des super-elastischen Drahtes im anterioren Bereich. Abb. 70 zeigt die Patientin direkt nach Einsetzen des Drahtes. Abb. 71 läßt den Behandlungseffekt erkennen.

10.4. Transversale Zahnbogenausformung

Auch bei Verwendung von vorgeformten Bögen ist es möglich, über die Programmierung mit dem Memory-Maker eine für den jeweiligen Patienten individuelle Kraft auf den Zahn bzw. die Zahnsegmente zu applizieren. Der in den Abbildungen 70 und 71 gezeigte Fall macht die einfache Handhabung dieser Programmierung auch in der Transversalen deutlich.

Durch kontrollierte Hitzebehandlung wurde die Kraftabgabe im anterioren Segment des Drahtes reduziert, während sie im posterioren Bereich unverändert blieb. So konnte ohne Nachjustierung der Zahnbogen ausgeformt und die transversale Relation eingestellt werden. Durch die schnellere Nivellierung und die Reduzierung der Kraft in den klinisch erforderlichen Bereichen (hier im anterioren Segment) kann wesentlich früher auf größere Bogendimensionen übergegangen werden. Bereits der nachfolgende Bogen ist ein rechtangulärer Draht (Abb. 70 u. 71).

Superelastische Kantenbögen der Dimension .017 x .025 und größer sollten bei einem 22er Slotsystem nicht ohne Formprogrammierung eingesetzt werden. Die vorgefertigten Bögen in Orthoform entsprechen keineswegs den indi-viduellen Gegebenheiten der Patienten. Werden diese Bögen nicht angepaßt, ist daher mit einer unerwünschten transversalen Erweiterung in Ober- und Unterkiefer zu rechnen [223]. Für die Stabilität des Behandlungsergebnisses ist es jedoch notwendig, insbesondere im Hinblick auf rezidivierende Engstände, die intercanine Distanz im Unterkiefer möglichst nicht zu verändern [102]. Eine individuelle Formgestaltung vor allem bei größeren Bogendimensionen ist daher unbedingt zu empfehlen.

10.5. Gezielte Kraftapplikation bei Teilbögen

Durch die Programmierung von SE-Drahtmaterial kann die Teilbogentechnik deutlich verbessert werden. Für eine bessere Nutzung der Superelastizität empfiehlt sich die Kombination aus SE- und Stahldraht (Abb. 72).

Auch andere Teilbogenmechaniken aus superelastischem Material gebogen mit dem Memory-Maker sind möglich. Sie vereinfachen die Behandlung in erheblichem Maße, da die Aktivierung sich wesentlich vereinfacht.

Das gute Deflexionsvermögen von SE-Drahtmaterial erlaubt, bei dem Patienten (Abb. 73 –76) die gewünschten Bewegungsrichtungen Kom-

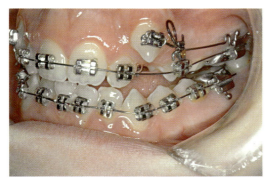

Abb. 72: Eingesetzte SE-Stahl-Retraktionsfeder beim Patienten U. A.

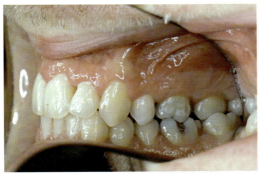

Abb. 73: Patient S. J. vor der kieferorthopädischen Behandlung. Initial soll die Kreuzbißproblematik 17, 47 gelöst werden.

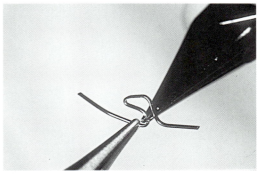

Abb. 74: Biegen des Teilbogens im Unterkiefer mit dem Memory-Maker.

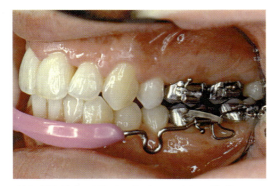

Abb. 75: Patient S. J. mit eingesetztem Teilbogensystem und Lipbumper zur Stabilisierung.

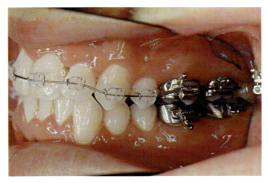

Abb. 76: Patient S. J. nach initialer Therapie mit dem Teilbogen. Der Kreuzbiß 17, 47 konnte überstellt werden.

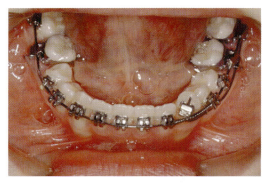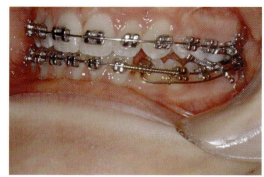

Abb. 77 u. 78: Derotation von 33 über einen SE-Teilbogen.

pression, Derotation und Intrusion einzustellen. Eine Nachjustierung des Bogens war nicht notwendig. Nach einer Behandlungszeit von 8 Wochen konnte der Kreuzbiß beseitigt werden.

Der folgende Patient zeigt die Applikation eines Teilbogens für die Einordnung eines Eckzahnes (Abb 77 u. 78).

Über einen Vertikalslot kann der Teilbogen aus SE-Drahtmaterial einfach justiert werden.

Das Programmieren von SE-Drahtmaterial und Nutzung des Allround-Effektes ermöglicht dem Behandler eine Vielzahl von Bogen- und Teilbogenformen unter Ausnutzung der Vorteile des superelastischen Drahtmaterials. Die physikalischen Eigenschaften des SE-Drahtes machen komplizierte Loopformen überflüssig. Die Nutzung der Vorteile wie beispielsweise Superelastizität und geringe Last-/Biegerate verkürzt wesentlich die Behandlungszeit, da Kräfte und Momente in für den Behandler überschaubarer Form appliziert werden können. Die Gefahr einer Überlast ist bei richtiger Handhabung von SE-Drahtmaterial wesentlich geringer, da der Aktivierungsbereich größer ist. Insbesondere durch die Programmierbarkeit der SE-Drahtmaterialien mit dem Memory-Maker können auch größere Drahtdimensionen genutzt werden.

11. Pseudoelastische Behandlungselemente in Kombination mit Stahl

11.1. Kraft-/Momentensensorik

Für die Messung der Kräfte und Momente wurden insgesamt fünf verschiedene Kraft-/Momentensensoren entwickelt. Allen Sensoren gemeinsam ist die gleichzeitige Messung der Kräfte in x-, y- und z-Richtung gleichzeitig der Momente in x-, y- und z-Richtung. Zwei Sensortypen sind elastisch aufgehängt (elastische Sensoren), drei Sensoren arbeiten mit DMS-Meßstreifen (starre Sensoren).

a. Elastische Sensoren
Zwei 3-D-Sensoren vom Typ 1 wurden bei den Messungen Aufrichtefeder, Retraktionsfeder und Torquesegmentbogen eingesetzt (Tab. 1). Meßprinzip: LED-Diode und sechs PSD-Elemente. Bei einer Kraft von 1 N kam es zu einer Auslenkung des Sensors von 0,1 mm. Zwei Sensoren vom Typ 2 wurden für die Vorversuche eingesetzt, da es bei der Größe des Sensors möglich war, die gesamte Elektronik im

Gehäuse unterzubringen und der Anschluß des Sensors an einen PC lediglich über eine V24-Schnittstelle erfolgte.
Beide Sensoren besitzen eine Temperaturkompensation für die temperaturabhängige Drift der Operationsverstärker.

b. Starre Sensoren
Für bestimmte Meßzwecke ZB-Headgearsimulation, Kräfte zwischen Oberkiefer und Unterkiefer und die Kraft- und Momentenmessung am ungeteilten Bogen eignen sich die starren Sensoren besser (Tab. 2).
Der starre Sensortyp 3 arbeitet mit vier Rosetten DMS und weist sowohl eine grobe als auch eine feine Temperaturkompensation auf. Für die Temperaturkompensation werden die Temperaturen an den Dehnungsmeßstreifen und am Verstärkerteil gemessen und auf einem Display angezeigt. Diese Sensoren werden hauptsächlich zur Eichung weiterer Sensoren, aber auch zur Kraft- und Momententwicklung bei Kräften zwischen Ober- und Unterkiefer eingesetzt. Typ 4 Sensor besitzt ebenfalls eine Temperaturkompensation und eignet sich besonders für die Messung der Kräfte und Momente bei einer Zweizahnmechanik. Typ 5 Sensor ist durch seine Größe geeignet für die Bestimmung der Kräfte und Momente an einem durchgehenden Bogen und ermöglicht die Simulation eines Kiefers, der aus 14 Zähnen besteht, durch zehn Sensoren vom Typ Nr. 5. Das Meßprinzip der Typen 4 und 5 ist die Registrierung von Balkenbiegungen mit Dehnungsmeßstreifen. Die Temperaturkompensation erfolgt durch Messung der im Sensor herrschenden Temperatur. Die Meßelektronik für Typ 3 ist innerhalb des Sensors, für

Elastische Sensoren			
	Typ 1		**Typ 2**
Kräfte	±12 N		± 10 N
Momente	± 0,5 Nm		± 0,3 Nm
Auflösung	0,01 N		0,025 N
	0,2 Nmm		0,5 Nmm
Maße (Æ)	50 x 40 mm		50 x 30 mm

Tab. 1: Sensorenüberblick: Kräfte, Momente, Auflösung und Maße der elastischen Sensoren.

Starre Sensoren						
	Typ 3		Typ 4		Typ 5	
Kräfte	± 60	N	± 20	N	±12	N
Momente	± 5	Nm	± 1	Nm	± 0,1	Nm
Auflösung	0,01	N	0,01	N	0,012	N
	0,5	Nmm	0,5	Nmm	0,07	Nmm
Maße (Æ)	120 x 50	mm	70 x 30	mm	18 x 15	mm

Tab. 2: Sensorenüberblick der starren Sensoren Typ 3, 4 und 5.

die Typen 4 und 5 außerhalb des Sensors lokalisiert.

Alle Sensoren wurden durch ein rechtwinkliges Meßkreuz mit insgesamt 22 voneinander unabhängigen Messungen geeicht. Für eine eventuelle spätere Überprüfung der Meßbereiche der Genauigkeiten wurden die Sensoren vom Typ 3 verwendet. Die Festlegung der Koordinaten eines jeden Sensors entspricht einem rechtshändigen System. Gleiches gilt für die Festlegung der Momentachsen. Das Center of Compliance (Kraft 0, Moment 0) befindet sich je nach Sensortyp 12 mm unterhalb des Anschlußflansches (in der Mitte des Sensors), Typ 1 und Typ 2, 15 mm unterhalb des Anschlußflansches bei Typ 3 und auf dem Anschlußflansch bei Typ 4 und 5. Alle starren Sensoren (Typ 3 – 5) werden während des Meßvorganges zur Vollbrücke zusammengeschaltet.

3-D-Meßplatz für die Zweizahnsimulation
Für die Simulation Aufrichtefeder, Retraktionsfeder und Torquesegmentbogen wurde ein Meßplatz aufgebaut, der jeweils einen Kraft-/Momentensensor translatorisch in x-, y- und z-Richtung über Schrittmotore verschieben kann sowie ein Goniometer bestehend aus drei Schrittmotor getriebenen Rotationstischen. Die translatorischen Komponenten sind ein Iselt-Meßtisch, der unabhängig voneinander über eine Schrittmotorsteuerung die Komponenten x, y und z verschieben kann. Die Rotationstische der Firma Ovis ermöglichen für jede der drei Rotationskomponenten eine 360°-Drehung. Das Goniometer ist so konstruiert, daß beliebige 360°-Drehungen aller drei Rotationskomponenten möglich sind. Auf dem Goniometer war ein zweiter Kraft-/Momentensensor montiert.

Dieser Aufbau ermöglicht alle Bewegungen im Raum (mit Ausnahme der asymmetrischen Bewegungen). Für die Simulation aller asymmetrischen Bewegungen im Raume stand ein weiterer Meßtisch zur Verfügung mit jeweils zwei unabhängigen Translationseinheiten (x, y und z für jeden Sensor) und zwei voneinander unabhängigen Goniometersystemen (für jeden Sensor jeweils drei Rotationsachsen). Dieser Meßtisch aus einem 4-Achsen-Roboter mit Ergänzung der fehlenden 8 Achsen war ebenfalls wie das vorher beschriebene Meßsystem in einem Wärmeschrank. Durch die entsprechende Wärmeregelung konnten Temperaturen von + 20°C bis + 40°C eingestellt werden.

Auflösung:
a. Linearversteller beim Iselt-Tisch: 80 Schritte entsprechen 1 mm in allen drei Achsen.
b. Linearverstellung am Roboter: 100 Schritte entsprechen 1 mm.

Goniometereinstellungen: 400 Schritte am Drehmeßtisch entsprechen 1° Winkelverstellung.

Die übrigen verwendeten x-, y- und z-Tische benötigten 2000 Schritte für die Verstellung um 1 mm.

11.2. Molarenaufrichtefeder

Die Aufrichtung von Molaren als präprothetische Maßnahme oder im Rahmen eines
Lückenschlußes ist eine häufig durchzuführende Maßnahme in der kieferorthopädischen Behandlung [66,138,151,178,183,
227,229]. Der Verlust erster Molaren im Unterkiefer führt nach Thilander et al. [221] zu
Störungen unterschiedlichen Ausmaßes. Problematiken einer Molarenextraktion sind die
Mesial- und Lingualkippung zweiter Molaren,
die Extrusion von Antagonisten sowie eine Di-
stalwanderungstendenz von Prämolaren im
Unterkiefer. Daraus resultieren neben einer er-
schwerten Mundhygiene aufgrund der Mesialkippung der Molaren okklusale Interferenzen.
Die extraktionsbedingte Wanderung der zweiten oder dritten Molaren führen nach Helkimo
[100], Kennedy [119,120], Janson [110] und
Mohlin [158] zu parodontalen und gnathologi-
schen Problemen. Abbildung 79 zeigt die klinische Situation eines Patienten nach durchgeführter Extraktion der ersten Molaren im Unterkiefer ohne weitere therapeutische Maßnahmen und die daraus resultierenden dentalen Problematiken.

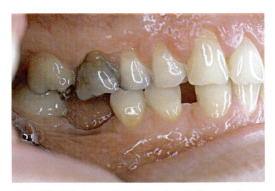

Abb. 79: Klinische Situation des Patienten R. U.
Die ersten Molaren mußten aus Kariesgründen entfernt werden. Die Folge einer nicht prothetischen
Versorgung der Lücke führte zu einer Kippung der
endständigen Molaren, einer Extrusion der Antagonisten und einer Distalwanderung der Prämolaren im Unterkiefer.

Zur Herstellung einer physiologischen Belastung, Verbesserung der parodontalen Verhältnisse und zur Vermeidung einer weiteren
Zerstörung des Gebisses ist daher die kieferorthopädische Aufrichtung bzw. der Lückenschluß erforderlich [18,44,109,123,126,132,
133,134,144,150,162,230,231,235]. Für die
Aufrichtung von Molaren werden unterschiedliche Aufrichtemechaniken angewandt. Vanarsdall und Swartz [230] beschreiben für die
Aufrichtung von Molaren folgende Möglichkeiten:
1. Ein Nivellierungsbogen (Twist-Flex).
2. Eine aus Stahlmaterial gebogene Aufrichtefeder mit einem Loop an dem aufzurichtenden Molaren.
3. Eine Druckfeder zwischen Molaren und Prämolaren.
4. T-Loops als Segmentbogen bzw. innerhalb
   eines ganzen Bogens.

Die beschriebenen Methoden zur Aufrichtung
von Molaren weisen einen ganz entscheiden-
den Nachteil einer extrudierenden Kraftkomponente während der Aufrichtung der Molaren
auf. Insbesondere bei Patienten mit einem vertikalen Schädelaufbau bzw. Patienten mit endständigen Molaren ohne vertikale Abstützung
ist dieser Nebeneffekt nicht erwünscht. Roberts et al. [180] empfehlen daher eine Aufrichtung, bei der durch entsprechende Wahl
der α- und β-Momente zumindest die extrudierende Komponente bei den Molaren vermieden wird. Bei den beschriebenen Aufrichtefedern ist eine korrekte intraorale Justage aufgrund der verwendeten Materialien jedoch als
problematisch anzusehen.
In Abhängigkeit von dem verwendeten Auf-
richtesystem bzw. Aufrichtefeder ist die Art der
Aufrichtung von Bedeutung. Drei Arten der Molarenaufrichtung müssen dabei voneinander
unterschieden werden:
1. Unkontrollierte Kippung: Bei Anwendung
   einer Druckfeder sowie von herausnehmbaren Geräten erfolgt die Aufrichtung als unkontrollierte Kippung. Hierbei ist das Rotationszentrum des Zahnes abhängig vom An-
   griffspunkt der Kraft. Rein aus geome-
   trischen Gründen führt diese Art der Auf-

richtung zu einer Extrusion des Zahnes, so daß in der Regel während der Aufrichtung Einschleifmaßnahmen erforderlich wären. Das Verhältnis M/F > 8.

2. Kontrollierte Aufrichtung: Im Gegensatz zur unkontrollierten Kippung werden bei der kontrollierten Aufrichtung definierte Momente auf den Zahn appliziert. Kontrollierte Momente können jedoch nur dann appliziert werden, wenn mit Hilfe eines Teilbogens die Aktivierungspositionen in α- und β-Position genau einstellbar sind. M/F = 8.

3. Aufrichtung durch Mesialisation der Wurzel: Bei dieser Art der Aufrichtung erfolgt eine Kippung um die Krone. Sie stellen die erste Phase im Rahmen eines durchzuführenden Lückenschlusses dar. In Folge des applizierten Momentes muß bei der Aufrichtung mit Mesialisation der Wurzel ein zusätzliches Hypomochlion geschaffen werden. Dies kann dadurch erzielt werden, daß der Molar über eine 8er-Ligatur mit dem anterioren Segment verbunden wird. Da aufgrund der 8er-Ligatur eine distale Kraftkomponente auf das anteriore Segment wirkt und zu einer Lingualkippung der Frontzähne führen kann, ist eine entsprechende Verblockung im anterioren Segment, beispielsweise über rechtanguläre Bögen, notwendig. Auch bei dieser Art der Molarenaufrichtung sind α- und β-Momente einzustellen.

Ziele der kontrollierten Molarenaufrichtung:
1. Übertragung von konstanten Momenten und Kräften.
2. Günstiges M/F-Verhältnis.
3. Kleine Kraft-, Moment-, Auslenkungsrate, um dem Behandler mehr Toleranz bei der Justage der Aufrichtefeder zu gewährleisten.
4. Großer Wirkbereich der Aufrichtefeder, damit die Häufigkeit einer Nachaktivierung der Aufrichtefeder reduziert werden kann.
5. Einflußnahme auf die Kräfte und Momente.

Die genannten Anforderungen an eine kontrollierte Molarenaufrichtung ermöglichen die Lösung von dentalen Problematiken auch bei schwierigen Patientensituationen. Mesial ge-

kippte Molaren können, da sie eine Prädilektionsstelle für mikrobielle Plaque darstellen und zusätzlich in den meisten Fällen funktionelle Störungen durch Gleithindernisse darstellen, zu einer parodontalen Insuffizienz des Zahnes führen [66]. Die Aufrichtung von parodontal geschädigten Molaren bedeutet in noch viel höherem Maße eine sorgfältige Beachtung der Kräfte und der Momente.

Die Anwendung konventioneller Aufrichtefedern aus Stahl ist aufgrund des verwendeten Materials und damit verbundenen großen Kraft-/Aktivierungsrate nicht besonders geeignet. Das TMA-Drahtmaterial zeigt dagegen ein günstigeres Verhalten mit einer erheblich niedrigen Kraft-/Aktivierungsrate. Vorteilhafter ist jedoch die Verwendung von NiTi-Drahtmaterialien, da diese durch den elastischen und plastischen Arbeitsbereich eine besonders niedrige Kraft-/Aktivierungsrate aufweisen. Um diese Eigenschaften des pseudoelastischen Materials nutzbar machen zu können, empfiehlt sich die Kombination NiTi-Stahl. Durch die Verkürzung des superelastischen Anteils eines solchen Federsystems kann der plastische Bereich des Drahtmaterials genutzt werden.

11.2.1. Pseudoelastische Aufrichtefeder und angewandte Mechanik

Die neu entwickelte NiTi-SE-Stahl-Aufrichtefeder besteht aus einem superelastischen Material .016 x .022 Titanol mit einer Tip-back-Abwinkelung von 15°. Der superelastische Anteil der Feder ist über eine Klemmverbindung mit einem Stahldraht der Dimension .017 x .025 verbunden (Abb. 80). Ein eigens für dieses System entwickeltes Kreuzröhrchen (Abb. 81) fixiert die Feder am Bogen.

Der Stahlanteil dieser Aufrichtefeder muß den Verhältnissen im Mund des Patienten entsprechend angepaßt werden. Da das Stahlteil gerade verläuft, ist eine Konturierung in der Horizontalen erforderlich, um unerwünschte Expansionen zu vermeiden. In Abhängigkeit von dem Ausmaß der Abwinkelung des Stahlsegmentes erfolgt die Festlegung der α-Aktivierung (Abb. 82 u. 83).

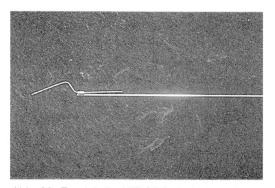

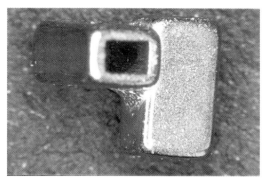

Abb. 80: Entwickelte NiTi-SE-Stahl-Aufrichtefeder mit einem voraktivierten superelastischen Material 016 x .022 Titanol von 15°, welches über eine Klemmverbindung mit dem Stahlmaterial .017 x .025 verbunden ist.

Abb. 81: Kreuzröhrchen für die feste Fixierung der Aufrichtefeder am Bogen und Übertragung der α-Aktivierung.

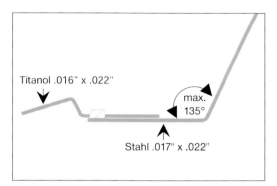

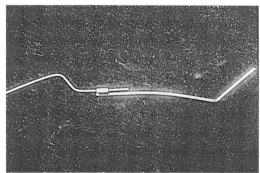

Abb. 82: Aufbau und Konstruktion der NiTi-SE-Stahl-Aufrichtefeder mit einer α-Aktivierung von 135° (90° + 45°).

Abb. 83: Fertig gebogene Aufrichtefeder mit Kompensationsbiegung im horizontalen Schenkel und einer α-Aktivierung von 45°.

Neben der notwendigen transversalen Konturierung der Aufrichtefeder wird in das Stahlteil eine Kompensátionsbiegung zur Vermeidung des sogenannten Knallfrosch-Effektes eingebogen (Abb. 83).
Bei empfindlichen Patienten kann über den horizontalen Teil der Aufrichtefeder ein Silikonschlauch zusätzlich gezogen werden, um etwaige Weichteilirritationen zu vermeiden.

Geometrie und biomechanische Wirkungsweise der Aufrichtefeder:
Bei der NiTi-SE-Stahl-Aufrichtefeder lassen sich vier Geometrieformen voneinander unterscheiden (Abb. 84).

1. $\alpha = \beta$:
Die Kippung des aufrichtenden Molaren, Angulation des Attachments und 15° Tip-back-

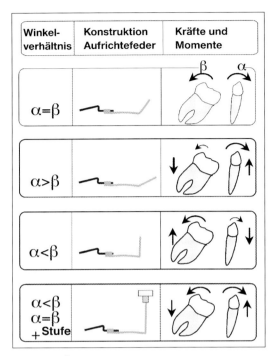

Winkel-verhältnis	Konstruktion Aufrichtefeder	Kräfte und Momente
α=β		
α>β		
α<β		
α<β α=β + Stufe		

Abb. 84: Übersicht über die Aktivierunsmöglich-keiten der NiTi-SE-Stahl-Aufrichtefeder.

Biegung im superelastischen Teilstück ent-sprechen dem Winkel α. Bei der so eingestell-ten Feder kommt es zu einer Aufrichtung des Molaren ohne extrudierende und intrudieren-de Kraftkomponenten am Molaren und Veran-kerungselement. Es wirkt demnach ein Mo-ment am Molaren und am Verankerungsseg-ment.

2. α > β:

Der in das Stahlteil eingebogene Winkel α ist größer als die Summation aus der Kippung des Molaren, Neigung des Attachments und in die Feder einprogrammierte Tip-back-Biegung von 15°.

Bei diesem Aktivierungsmodus entstehen neben einem Moment am Molaren und Kreuz-röhrchen vertikale Kräfte in Form einer intru-dierenden Kraft am Molaren und eine gleich-große extrudierende Kraft am Verankerungs-segment (Abb. 85). Bezüglich der Momente ist

das Moment am Kreuzröhrchen (Veranke-rungssegment) größer als das aufrichtende Moment am Molaren.

3. α < β:

Durch die geringere α-Aktivierung ist der Win-kel α kleiner als die Kippung des Molaren, die Neigung des Attachments und die vorpro-grammierte Tip-back-Biegung von 15° im su-perelastischen Teil der Aufrichtefeder. Diese Geometrie hat zur Folge, daß der Molar aufge-richtet wird und ein kleineres Moment am Ver-ankerungssegment entsteht. Auch bei dieser Aktivierung entstehen vertikale Kraftkompo-nenten in Form einer Extrusion am Molaren und eine gleichgroße intrudierende Kraft am Ver-ankerungssegment.

4. α < β −, α = β + Stufe:

Der vertikale Schenkel des Stahlanteils der Auf-richtefeder wird verlängert. Es entsteht damit zusätzlich eine vertikale Stufe am Veranke-rungssegment (Abb. 86 u. 87). Die zusätzlich vertikale Stufe ermöglicht eine intrudierende Kraftkomponente am Molaren und damit rezi-prok eine extrudierende Kraft am Veranke-rungssegment.

Bei dieser Federkonstruktion kommt es zur Aufrichtung des Molaren und ein nur wenig größeres Moment entsteht im Bereich der Ver-ankerungseinheit. Durch die zusätzliche verti-kale Stufe entsteht eine intrudierende Kraft am Molaren und eine extrudierende Kraft am Ver-ankerungssegment. Der Vorteil einer solchen Konstruktion ist darin zu sehen, daß bei einem problematischen Verankerungssegment, wie es beispielsweise bei der Erwachsenenbe-handlung auftreten kann, das eventuell ungün-stig wirkende Moment am Verankerungsseg-ment in einem moderaten Bereich gehalten wird. Die Stufenkonfiguration im vertikalen An-teil des Stahlsegments der Aufrichtefeder kann ebenfalls mit der Geometrie α < β angewandt werden. Hierbei erfolgt keine α-Aktivierung. Die bei dieser Aktivierungsform der Feder auftre-tende extrusive Kraftkomponente am Molaren kann durch die zusätzliche Stufe kompensiert werden. Das Moment am Verankerungssystem wird jedoch erheblich reduziert.

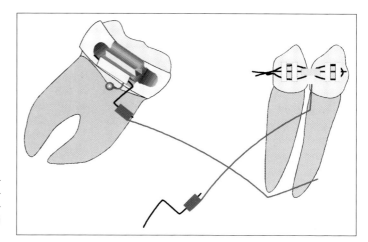

Abb. 85: Darstellung der Geometrieverhältnisse, wenn die Aufrichtefeder entweder in die Molarentube bzw. in das Kreuzröhrchen eingesetzt wird.

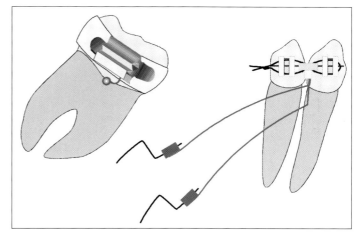

Abb. 86: Durch eine unterschiedliche Längenkonfiguration des vertikalen Anteils des Stahlsegmentes der Aufrichtefeder können extrudierende und intrudierende Kraftkomponenten beeinflußt werden.

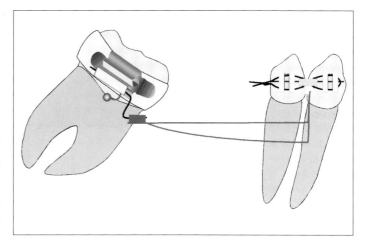

Abb. 87: Schematische Darstellung einer eingesetzten NiTi-SE-Stahl-Aufrichtefeder mit unterschiedlicher Länge des vertikalen Stahlteils. Bei einem langen vertikalen Stahlteil kommt es zu einer intrudierenden Kraft bei den Molaren.

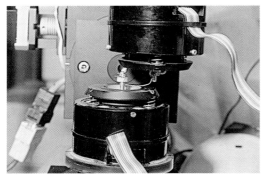 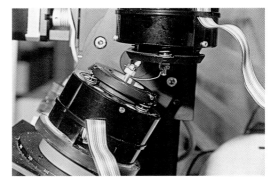

Abb. 88 u. 89: Kraftmomentensensorik (Typ 1) mit eingespannter Aufrichtefeder zur Erfassung der Kräfte und Momente an beiden Einspannstellen der Aufrichtefeder.

11.2.2. Meßmethodik

Zur Verifizierung der mechanischen Eigenschaften der neu entwickelten NiTi-SE-Stahl-Aufrichtefeder erfolgten Messungen mit elastischen Sechskomponentenmeßsensoren (Typ 1), wie sie in Kapitel 12.1. beschrieben sind (Abb. 88 u. 89).

Alle durchgeführten Messungen erfolgten bei einer Temperatur von 36,5°C ± 0,5°C. Als Rotationszentrum für die Simulation der Aufrichtung des gekippten Zahnes wurde das Attachment (Krone des Zahnes) gewählt. Dies resultierte aus der Tatsache, daß bei Durchzeichnung der aufgerichteten Zähne der Drehpunkt bei der Aufrichtung im Bereich des Attachments bzw. im koronalen Bereich lokalisiert war. Die untersuchten Federn wurden mit einer simulierten Neigung des Molaren von bis zu 50° vermessen. Alle Angaben der Kräfte beziehen sich auf das Attachment des Molaren bzw. auf das Kreuzröhrchen am Verankerungssegment. Die Messungen der Momente wurden durch die entsprechenden Radien korrigiert. Die dargestellten Momente entstanden aus den Rohdaten der Meßdosen durch die Transformation mit Euler'schen Winkeln unter Berücksichtigung des Abstandes von dem „Center of Compliance" der Meßdosen. Die dargestellten Momente beziehen sich ebenfalls auf das jeweilige Attachment.

Die Meßdaten wurden nicht auf das Widerstandszentrum des Molaren bezogen, da:
1. das Widerstandszentrum eines Molaren nicht ausreichend bekannt ist,
2. es keine verläßlichen Daten über die Änderung des Widerstandszentrums während der Bewegung des Zahnes gibt,
3. die dargestellten Meßwerte sich einfacher auf einen beliebigen Zahn transformieren lassen, wenn das Widerstandszentrum bekannt ist.

Die Kalibierung der Sechskomponentensensoren erfolgte in der Weise, daß die dargestellten Komponenten der Kräfte und Momente ein rechtshändiges Koordinatensystem bilden. Sensor 1 gibt dabei die Kräfte und Momente wieder, die am aufzurichtenden Molaren wirken (Abb. 90).

Das Koordinatensystem x, y und z ist an Sensor 1 wie folgt definiert (Abb. 90):
positiv x mesial
negativ x distal
positiv y bukkal
negativ y lingual
positiv z intrudierend
negativ z extrudierend

Da es sich um ein rechtshändiges Koordinatensystem handelt, ist das x-Moment das entsprechende rechtshändige Moment um die x-

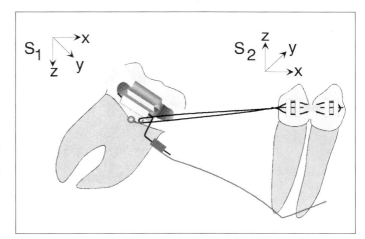

Abb. 90: Darstellung des Koordi-
natensystems von Sensor 1 und
Sensor 2 in bezug zur einge-
spannten Aufrichtefeder. Dabei
beziehen sich die Kräfte und Momente auf die Einspannstellen,
d. h. auf das Attachment und das
Kreuzröhrchen.

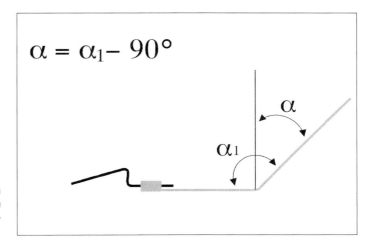

Abb. 91: Der Winkel α ergibt sich
aus dem Gesamtwinkel, der im
Stahlteil eingebogen wurde, mi-
nus 90°.

Achse. In der gleichen Weise sind die übrigen
Momente y und z definiert.
Die Definition des Winkels α ist in Abbildung
91 dargestellt.
Eine α-Aktivierung von 45° entspricht dem-
nach einem Gesamtwinkel α 1 des gebogenen
Stahlsegmentes von 135°.
Die Definition von β ist in Abbildung 92 darge-
stellt.

11.2.3. Untersuchte Federsysteme

Für die Darstellung der zu erwartenden Kräfte
und Momente der NiTi-SE-Stahl-Aufrichtefeder
wurden folgende Federkonstruktionen vermessen:
1. NiTi-SE-Stahl-Aufrichtefeder mit einer α- Aktivierung von 0° und einer β-Aktivierung von
   15° Tip-back-Biegung im superelastischen
   Teil der Feder plus der Angulation am Molaren. Die Länge der Aufrichtefeder: 25 mm.
2. NiTi-SE-Stahl-Aufrichtefeder mit einer α-Ak-
   tivierung von 45° und einer β-Aktivierung

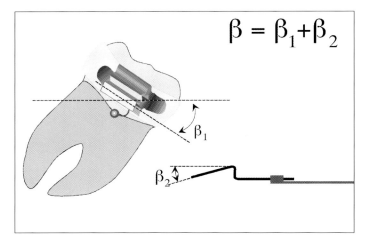

$$\beta = \beta_1 + \beta_2$$

Abb. 92: Der Gesamtwinkel β ergibt sich aus der Neigung des Molaren, des Attachments und der voraktivierten Tip-back-Biegung im superelastischen Teil der Aufrichtefeder.

von 15° Tip-back im superelastischen Teil der Feder plus Angulation am Molaren. Die Länge der Aufrichtefeder beträgt 25 mm.

3. NiTi-SE-Stahl-Aufrichtefeder mit einer α-Aktivierung von 0° und einer β-Aktivierung von 15° Tip-back im superelastischen Teil plus Angulation am Molaren. Die Länge des superelastischen Zwischenstückes wurde von 2,5 mm (Feder 1 und 2) auf 7,5 mm verlängert. Die Gesamtlänge der Feder beträgt 25 mm.

4. NiTi-SE-Stahl-Aufrichtefeder mit einer α-Aktivierung von 0° und zusätzliche vertikale Stufe im Stahlteil von 3 mm. β-Aktivierung 15° Tip-back plus Angulation am Molaren. Die Länge der Aufrichtefeder beträgt 25 mm.

5. Stahl-NiTi-Stahl-Aufrichtefeder. Grundkonstruktion der Feder, wie in [71] beschrieben. Die α-Aktivierung der Feder beträgt 30°, die Gesamtlänge der Aufrichtefeder 25 mm.

11.2.4. Ergebnisse und Indikationsstellung für die Behandlung

Die NiTi-SE-Stahl-Aufrichtefeder mit einer α-Aktivierung von 0° und einer β-Aktivierung von 15° Tip-back plus Angulation am Molaren zeigt bei Betrachtung der Kräfte am Molaren, daß

die Einspannung der Aufrichtefeder nicht völlig kraftfrei war (Abb. 93).

Die initial mesialisierende Kraft von 0,5 N, im aufgerichteten Zustand des Molaren, steigt bei einer Kippung des Molaren von 50° bis 4,2 N an. Der Rücklauf der Kraft Fx ist für die kieferorthopädische Wirkung von Interesse. Die Wirkung der Kraft endet bei ca. 5°. Die bukko-linguale Kraftkomponente Fy beträgt 0,1 N. Bei symmetrischer Einspannung sind jedoch keine besonderen Kräfte zu erwarten. Wegen der Federkonstruktion mit einer α-Aktivierung von 0° zeigt sich eine extrudierende Kraft Fz auf den aufzurichtenden Molaren von 0,2 N. Diese extrudierende Kraft bleibt über den gesamten Bereich der Aufrichtung konstant (Abb. 93). Bezüglich der Kräfte und damit der Nebeneffekte während der Molarenaufrichtung auf den Zahn entspricht damit diese Federkonstruktion den konventionellen Aufrichtemechaniken.

Das Moment My (Moment um die y-Achse) ist das aufrichtende Moment am Molaren. Die vermessene Aufrichtefeder zeigt dabei die für das pseuodelastische Material typische Hysterese (Abb. 94).

Bei Betrachtung der Rücklaufkurve des aufrichtenden Momentes (My) ist zwischen 7° und 35° Kippung des Molaren ein aufrichtendes Moment von ca. 5 – 8 Nmm zu erwarten. Trotz

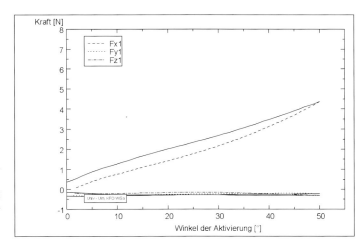

Abb. 93: NiTi-SE-Stahl-Aufrichtefeder mit einer α-Aktivierung von 0°. Die Grafik stellt die Kräfte Fx, Fz und Fy, die bei dieser Federkonstruktion am Molaren auftreten, dar.

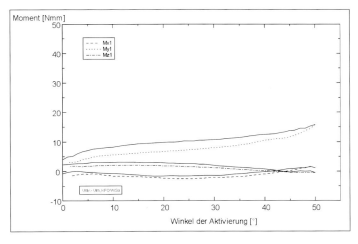

Abb. 94: NiTi-SE-Stahl-Aufrichtefeder mit einer α-Aktivierung von 0°. Darstellung der Momente Mx, My und Mz. Bei einer Kippung des Molaren von 0 – 50° beträgt das aufrichtende Moment (My) 5 – 15 Nmm.

unterschiedlicher Kippung des Molaren ändert sich das aufrichtende Moment nur geringfügig. Auch bei extrem gekippten Molaren (50°) beträgt das Moment My lediglich 15 Nmm. Wie zu erwarten, zeigt sich bei dieser Federkonstruktion ein negatives Moment um die x-Achse (Mx). Diese liegen in einem Bereich von 1 – 3 Nmm. Während der Aufrichtung der Molaren werden diese nach lingual gekippt. Für den einzelnen aufzurichtenden Zahn können diese Momente (Mx) in Abhängigkeit von der Inklination des Molaren und vom Abstand Kraftansatzort-Widerstandszentrum größer werden. Das Moment Mz mit 3 Nmm kann vernachläs-

sigt werden, wenn während der Molarenaufrichtung eine 8er-Ligatur vom Molaren zum Verankerungssegment erfolgt.

Die bei Sensor 1 gezeigten Kräfte müssen in umgekehrter Richtung beim Sensor 2 auftreten (Abb. 95).

Die intrudierende Kraftkomponente am Kreuzröhrchen und damit am Verankerungssegment mit 0,1 – 0,2 N kann bei Verwendung von entsprechend dimensionierten Stahlbögen sicherlich vernachlässigt werden (Abb. 95). Von größerem Interesse für die Anwendung dieser Federkonstruktion am Patienten ist das auftretende Moment (My) am Verankerungsseg-

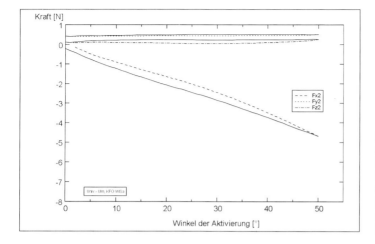

Abb. 95: NiTi-SE-Stahl-Aufrichtefeder mit einer α-Aktivierung von 0°. Darstellung der Kräfte Fx, Fy und Fz am Verankerungssegment. Es entstehen leichte intrudierende Kräfte (Fz) in gleicher Größenordnung wie extrudierende Kräfte am Molaren.

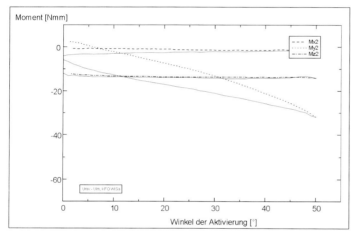

Abb. 96: NiTi-SE-Stahl-Aufrichtefeder mit einer α-Aktivierung von 0°. Darstellung der Momente Mx, My und Mz am Verankerungssegment. Das Moment My ist am Verankerungssegment größer als das aufrichtende Moment am Molaren.

ment, da Maximalwerte bis zu 30 Nmm auftreten können (Abb. 96). Dieses nicht unerhebliche Moment ist in Abhängigkeit von der Kippung des Molaren. Bei 25° Molarenkippung reduziert sich das Moment am Verankerungssegment auf 10 Nmm. Für die Behandlung am Patienten ist bei starken Kippungen der Molaren daher eine gute Verblockung des Verankerungssegmentes einzuplanen.

Schlußfolgerung der Ergebnisse für die Anwendung der NiTi-SE-Stahl-Aufrichtefeder ohne α-Aktivierung am Patienten:

Das aufrichtende Moment dieser Federkonstruktion liegt äußerst günstig, so daß auch stark gekippte Molaren (bis 50°) mit moderaten Momenten aufgerichtet werden können. Bei einer Kippung des Molaren bis 40° erfolgt die Molarenaufrichtung mit nahezu konstanten Momenten von ca. 5 – 10 Nmm. Ist der aufzurichtende Molar nur geringfügig gekippt, mit beispielsweise 5°, ist das Moment mit ca. 2,5 Nmm relativ niedrig. Die Konzeption der Feder wurde jedoch bewußt so eingestellt, damit es

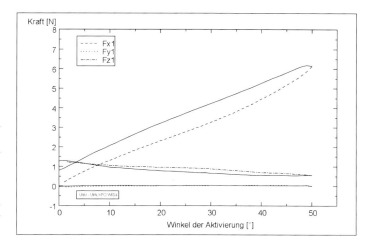

Abb. 97: NiTi-SE-Stahl-Aufrichtefeder mit einer α-Aktivierung von 45°. Grafische Darstellung der auftretenden Kräfte Fx, Fy und Fz am Molaren. Bei dieser Federvariante entstehen intrudierende Kräfte (Fz) über den gesamten Aufrichtungsbereich unabhängig von der Kippung des Zahnes.

bei größeren Molarenaufrichtungen nicht zu einer Überaufrichtung des Zahnes kommen kann. Für die Anwendung am Patienten ist daher bei einem geringeren Kippungsgrad des Molaren eine Nachaktivierung der Tip-back-Biegung der Aufrichtefeder mit dem Memory-Maker zu empfehlen. Wird die NiTi-SE-Stahl-Aufrichtefeder selbst mit einer α-Aktivierung von 0° am Patienten eingesetzt, müssen in Abhängigkeit von der Kippung des Zahnes die Bedingungen am Verankerungssegment miteinbezogen werden. Nicht unberücksichtigt bleiben dürfen ebenfalls die Nebeneffekte bezüglich der Kraftkomponenten am Molaren während der Molarenaufrichtung. Es ist im Einzelfall zu klären, ob die durch die Feder erzeugte extrudierende Kraftkomponente von 0,2 N am Molaren toleriert werden darf. Bei einem jugendlichen Patienten, horizontalem Schädelaufbau und erwünschter Extrusion im Molarenbereich kann dies durchaus ein wünschenswerter Effekt sein. Bei erwachsenen Patienten, bei denen keine Veränderung des Free-Way Space erwünscht ist, oder bei Patienten mit endständigen Molaren ohne Antagonisten ist diese Federkonstruktion nicht anzuwenden. Dies gilt ebenfalls für hyperdivergente Patienten, die aufgrund einer schwächer ausgeprägten Muskulatur eher einen Extrusionseffekt am Molaren zeigen und dies letzt-

endlich zu einer unerwünschten Bißhebung führen kann.

Bei der Aufrichtefeder NiTi-SE-Stahl mit einer α-Aktivierung von 45° und einer β-Aktivierung von 15° Tip-back plus Angulation am Molaren zeigt sich entgegengesetzt zu der Feder mit einer α-Aktivierung von 0° während der gesamten Aufrichtung eine konstante intrudierende Kraft (Fz) von 0,5 – 1 N (Abb. 97).
Schon zu Beginn der Einspannung dieser Feder wirkt auf den Molaren eine nach mesial gerichtete Kraft (Fx) von 1 N. Diese Kraft ist abhängig von der Einspannung. Die Maximalkraft liegt hier bei einer Aktivierung von 50° bei 6 N. Die durch diese Federkonstruktion erzeugten Momente am Molaren My betragen bei einer Kippung des Zahnes von 50° 20 Nmm (Abb. 98). Das Moment My ist damit bei einer durchgeführten α-Aktivierung der Feder von 45° geringfügig größer verglichen zu der Federkonstruktion ohne α-Aktivierung.
Das Plateau des aufrichtenden Momentes My liegt zwischen einer Kippung von 15° – 40° und beträgt 13 Nmm (Abb. 98). Der elastische Bereich der Kurve ist bis zu einer Kippung von 15°. Die in diesem Bereich auftretenden Momente sind mit bis zu 5 Nmm relativ niedrig. Bei einer nur geringfügigen Kippung des Molaren von beispielsweise 5° oder 10° ist auch bei die-

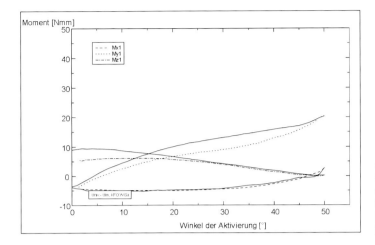

Abb. 98: NiTi-SE-Stahl-Aufrichtefeder mit einer α-Aktivierung von 45°. Die Momente Mx, My und Mz sind grafisch dargestellt. Im Mittel beträgt das aufrichtende Moment My am Molaren 5 – 15 Nmm.

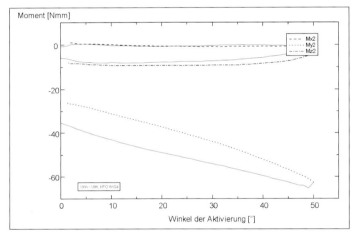

Abb. 99: NiTi-SE-Stahl-Aufrichtefeder mit einer α-Aktivierung von 45°. Graphische Darstellung der Momente Mx, My und Mz am Verankerungssegment. Das nach mesial rotierende Moment My erreicht einen nicht zu vernachlässigenden Wert von bis zu 60 Nmm.

ser Federkonstruktion eine Verstärkung der Tip-back-Biegung des superelastischen Teiles der Aufrichtefeder mit dem Memory-Maker durchzuführen.

Bei Betrachtung der Momente am Verankerungssegment bei dieser Federkonstruktion ist das deutlich höhere Moment My auffällig (Abb. 99).

Das Moment My am Verankerungssegment erreicht in seinem Maximum einen Wert von ca. 60 Nmm. Bei einer Kippung des Molaren von 25° beträgt dieses Moment immerhin noch 40 Nmm. Bei einer Kippung des Zahnes von 45° ist damit das Moment am Verankerungsseg-

ment viermal so hoch wie das Moment am Molaren. Auch bei dieser Federkonstruktion ist aufgrund der hohen Momente am Verankerungssegment eine gute Verblockung des Verankerungssegmentes einzuplanen.

Schlußfolgerung der Ergebnisse für die Anwendung der NiTi-SE-Stahl-Aufrichtefeder mit einer α-Aktivierung von 45° am Patienten:
Bei dieser Federkonstruktion mit einer α-Aktivierung von 45° entstehen Momente am Molaren von 5 – 20 Nmm. Im Gegensatz zu der Aufrichtefeder mit einer α-Aktivierung von 0° ist bei dieser Federkonstruktion während der gesam-

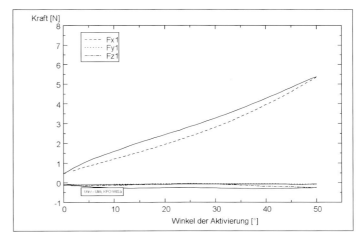

Abb. 100: NiTi-SE-Stahl-Aufrichtefeder mit einer α-Aktivierung von 0° und einer Steglänge des superelastischen Teiles von 7,5 mm. Darstellung der Kräfte Fx, Fy und Fz am Molaren. Bei Verlängerung des superelastischen Zwischenstückes sind die extrudierenden Kräfte geringer.

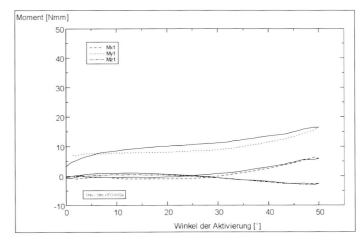

Abb. 101: NiTi-SE-Stahl-Aufrichtefeder mit einer α-Aktivierung von 0° und einer Steglänge des superelastischen Teiles von 7,5 mm. Grafische Darstellung der Momente My, My und Mz am Molaren.

ten Molarenaufrichtung eine intrudierende Kraft von 0,5 – 1 N wirksam. Insbesondere bei erwachsenen Patienten, bei Patienten mit endständigen Molaren ohne Antagonisten und bei hyperdivergenten Patienten ist diese Federkonstruktion indiziert. Nachteilig bei dieser Federkonstruktion ist das hohe Moment am Kreuzröhrchen und die damit verbundenen Anforderungen an das Verankerungssegment selbst. Daraus ergibt sich eine Kontraindikation für Patienten, insbesondere Erwachsene mit großen parodontalen Problematiken, bei denen nicht ausreichend genügend Stabilität im Verankerungssegment erzielt werden kann.

Die NiTi-SE-Stahl-Aufrichtefeder mit einer α-Aktivierung von 0°, β-Aktivierung von 15° Tipback und einem vergrößerten superelastischen Zwischenstück von 7,5 mm zeigt bei Betrachtung der Kräfte am Molaren eine geringere extrusive Kraftkomponente Fz von ca. 0,1 N (Abb. 100).
Das aufrichtende Moment am Molaren My ist bei einer Kippung des Molaren von 5° – 30° nahezu konstant und beträgt 8 Nmm (Abb. 101).
Selbst bei einer Kippung des Molaren von 50° erreicht das Moment My maximal 17 Nmm (Abb. 101). Auch bei dieser Federkonstruktion

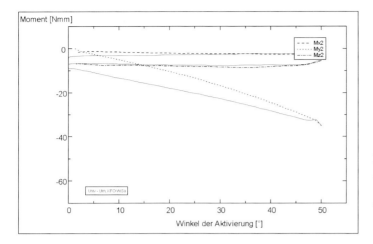

Abb. 102: NiTi-SE-Stahl-Aufrichtefeder mit einer α-Aktivierung von 0° und einer Steglänge des superelastischen Teiles von 7,5 mm. Grafische Darstellung der Momente Mx, My und Mz am Verankerungssegment.

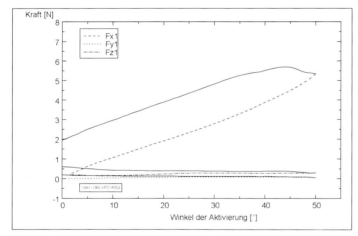

Abb. 103: NiTi-SE-Stahl-Aufrichtefeder mit einer α-Aktivierung von 0° und zusätzlicher vertikaler Steglänge im Stahlteil von 3 mm. Darstellung der Kräfte am Molaren Fx, Fy und Fz. Während der gesamten Molarenaufrichtung wirkt eine intrusive Kraft am Molaren zwischen 0,2 und 0,3 N.

ist das Moment My an der Verankerungseinheit, dem Kreuzröhrchen, zu berücksichtigen (Abb. 102). Dies steht entsprechend den anderen Federkonstruktionen in Abhängigkeit von der Kippung des Molaren.

Schlußfolgerung der Ergebnisse für die Anwendung der NiTi-SE-Stahl-Aufrichtefeder mit einer α-Aktivierung von 0° und einer Steglänge des superelastischen Teiles von 7,5 mm:
Bei dieser Federkonstruktion beträgt die extrusive Kraft am Molaren 0,1 N. Das aufrichtende Moment My im Plateaubereich von 8

Nmm ist als moderat einzustufen, so daß eine Überlast des aufzurichtenden Zahnes hinsichtlich der Momente nicht zu befürchten ist. Die hier beschriebene Federkonstruktion eignet sich damit besonders für erwachsene Patienten, bei denen eine geringe extrudierende Kraft erlaubt ist. Es ist gleichsinnig den beschriebenen Federvarianten darauf zu achten, eine entsprechende Verankerungsplanung des anterioren Segmentes bei den zu behandelnden Patienten zu berücksichtigen.

Die NiTi-SE-Stahl-Aufrichtefeder mit einer α-Aktivierung von 0°und einer zusätzlichen vertika-

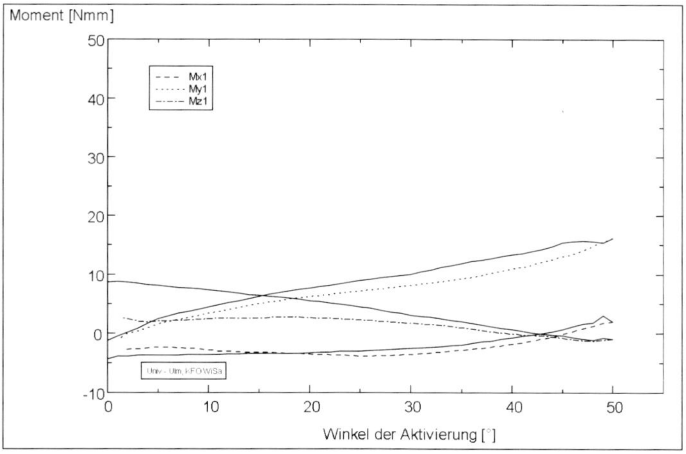

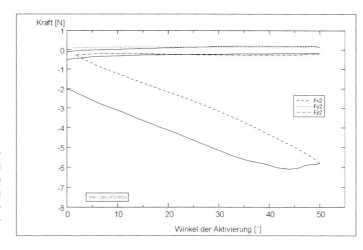

Abb. 104: NiTi-SE-Stahl-Aufrichte-feder mit einer α-Aktivierung von 0° und einer zusätzlichen vertikalen Stufe von 3 mm. Darstellung der Momente Mx, My und Mz am Molaren. Bei einer Kippung des Molaren zwischen 20° und 40° beträgt das aufrichtende Moment 6 – 12 Nmm.

Abb. 105: NiTi-SE-Stahl-Aufrichte-feder mit einer α-Aktivierung von 0° und zusätzlicher vertikaler Stufe von 3 mm. Grafische Darstellung der Kräfte Fx, Fy und Fz am Verankerungssegment bei dieser Federkonstruktion.

len Stufe im Stahlanteil von 3 mm zeigt, daß bei dieser Federkonstruktion durch die zusätzliche vertikale Stufe eine intrudierende Kraft Fz am Molaren erzielt wird (Abb. 103).

Das maximale aufrichtende Moment bei einer Kippung des Zahnes des Molaren von 50° beträgt 16 Nmm (Abb. 104). Bei einer Kippung des Zahnes zwischen 15° und 35° liegt das aufrichtende Moment My am Molaren zwischen 5 und 9 Nmm. Verglichen zur NiTi-SE-Stahl-Aufrichtefeder mit einer α-Aktivierung von 45° liegt damit das aufzurichtende Moment My bei dieser Federkonstruktion etwas niedriger. Die intrudierende Kraft (Fz) am Molaren tritt als ex-

trudierende Kraft bei dem Verankerungssegment auf (Abb. 105).

Das Moment am Verankerungssegment My kann in Abhängigkeit von der Kippung des Molaren einen Wert von 40 Nmm erreichen (Abb. 106). Verglichen zu der Federkonstruktion mit einer α-Aktivierung von 45°, die ebenfalls eine Intrusion am Molaren erzeugt, kann bei der Feder ohne α-Aktivierung und zusätzlicher Stufe das Moment am Verankerungssegment deutlich reduziert werden. Bei einer Kippung des Molaren von 25° beträgt das Moment My am Verankerungssegment bei der Federkonstruktion mit einer α-Aktivierung von 45° 40

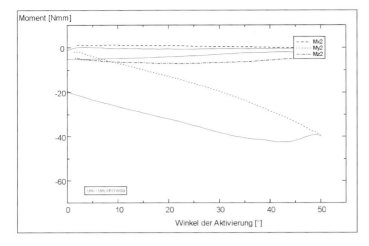

Abb. 106: NiTi-SE-Stahl-Aufrichte-feder mit einer α-Aktivierung von 0° und zusätzlicher vertikaler Stufe im Stahlteil von 3 mm. Darstellung der Momente Mx, My und Mz am Verankerungssegment. Das mesial rotierende Moment My am Verankerungssegment erreicht einen Maximalwert bei einer Kippung des Zahnes von 50° von 40 Nmm.

Nmm, während das Moment My bei der Feder ohne α-Aktivierung mit zusätzlicher Stufe lediglich einen Wert von 16 Nmm erreicht (Abb. 106).

Schlußfolgerung der Ergebnisse für die Anwendung der NiTi-SE-Stahl-Aufrichtefeder mit einer α-Aktivierung von 0° und zusätzlicher vertikaler Stufe von 3 mm am Patienten:

Durch eine α-Aktivierung von 0° und einer Verlängerung der vertikalen Steglänge im Stahlteil von 3 mm wirkt eine intrudierende Kraft am Molaren. Das aufrichtende Moment My am Molaren ist jedoch geringer verglichen zu der Federkonstruktion mit einer α-Aktivierung von 45°. Durch diese Federkonstruktion kann erreicht werden, daß das Moment im Verankerungssegment verglichen zur Feder mit einer α-Aktivierung von 45° deutlich reduziert wird. Die NiTi-SE-Stahl-Aufrichtefeder mit einer α-Aktivierung von 0° und zusätzlicher vertikaler Stufe ist damit bei Patienten indiziert, bei denen eine Intrusion am Molaren erwünscht ist und zu große Momente am Kreuzröhrchen, d. h. am Verankerungssegment vermieden werden sollen. Dies trifft insbesondere für erwachsene Patienten zu, bei denen die Verankerung im anterioren Segment problematisch ist. Bei Anwendung dieses Federsystems reduziert sich die Belastung des Verankerungssegmentes

verglichen zu den auftretenden Momenten bei der Vergrößerung der α-Biegung.

Die Stahl-NiTi-Stahl-Aufrichtefeder mit einer α-Aktivierung von 30°, wie sie von Drescher et al. [71] beschrieben wird, zeigt bei Betrachtung der Kräfte am Molaren eine intrudierende Kraft (Fz) bei einer Kippung des Molaren bis 20° von ca. 1,2 N (Abb. 107).

Bei einer Kippung des Molaren um 40° ist bei dieser Federkonstruktion die vertikale Kraftkomponente 0 N. Bei einer stärkeren Kippung des Molaren von 45° oder 50° entsteht eine extrusive Kraft Fz von 0,25 – 0,5 N.

Das aufrichtende Momente My beträgt 1 – 5 Nmm bei einer Kippung des Zahnes bis 15° (Abb. 108).

Ab einer Kippung des Molaren von 15° steigt das Moment My mit zunehmender Kippung des Zahnes nahezu linear an und erreicht bei einer Kippung des Molaren von 50° einen Wert von 47 Nmm. Bei Betrachtung des Maximalwertes des Momentes My bei einer vorgegebenen Kippung des Molaren von 50° ist bei dieser Federkonstruktion das aufrichtende Moment am Molaren mehr als das Doppelte so groß verglichen zu der hier vorgestellten NiTi-SE-Stahl-Aufrichtefeder mit einer α-Aktivierung von 45° (Abb. 98 u. 108). Die auf die Verankerungseinheit wirkenden Kräfte entsprechen den Kräften bei dem aufzurichtenden Zahn mit jedoch entgegengesetztem Vorzeichen (Abb. 109).

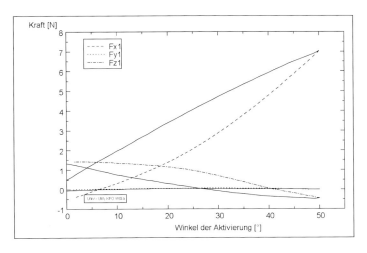

Abb. 107: Stahl-NiTi-Stahl-Aufrichtefeder mit einer α-Aktivierung von 30°. Graphische Darstellung der Kräfte Fx, Fy und Fz am Molaren. Es entsteht eine intrudierende Kraft Fz bis zu einer Kippung des Molaren von 40°. Bei stärkeren Kippungen des Molaren kehrt sich diese Kraftkomponente in eine extrudierende Kraft um.

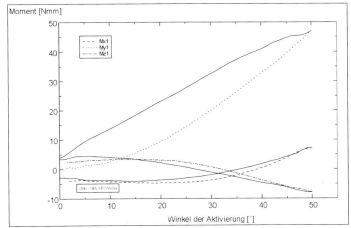

Abb. 108: Stahl-NiTi-Stahl-Aufrichtefeder mit einer α-Aktivierung von 30°. Grafische Darstellung der Momente Mx, My und Mz am Molaren. Bei einer Kippung des Zahnes von 45° beträgt das aufrichtende Moment 40 Nmm.

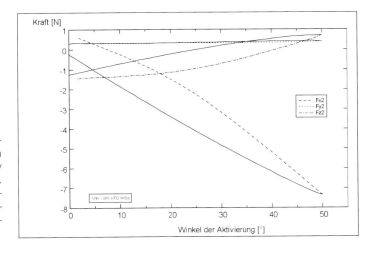

Abb. 109: Stahl-NiTi-Stahl-Aufrichtefeder mit einer α-Aktivierung von 30°. Darstellung der Kräfte Fx, Fy und z am Verankerungssegment. Der Wechsel zwischen extrudierender und intrudierender Kraft ergibt sich auch bei dem Verankerungssegment.

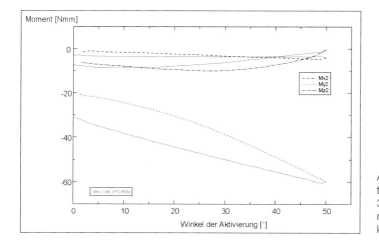

Abb. 110: Stahl-NiTi-Stahl-Aufrichtefeder mit einer α-Aktivierung von 30°. Grafische Darstellung der Momente Mx, My und Mz am Verankerungssegment.

Auch bei der Stahl-NiTi-Stahl-Aufrichtefeder entsteht ein mesial rotierendes Moment am Verankerungssegment (Abb. 110). Bei einer Kippung des Molaren von 50° kann dies 60 Nmm betragen.

Schlußfolgerung der Ergebnisse für die Anwendung der Stahl-NiTi-Stahl-Aufrichtefeder am Patienten:

Die so konstruierte Aufrichtefeder ist für Molaren geeignet, die keine stärkere Kippstellung aufweisen. Bei einer Kippung des Molaren von ca. 37° wird das aufrichtende Moment von 30 Nmm, wie es von Roberts et al. [180] angegeben wird, überschritten. Gleichzeitig ist bei einer Kippung des Molaren von 40° mit einer extrusiven Kraftkomponente zu rechnen. Bis zu einer Kippung des Molaren von 25° können auch bei dieser Federkonfiguration nahezu konstante intrusive Kräfte auf die Molaren erzeugt werden. Das Plateauverhalten bezüglich des aufrichtenden Momentes ist bei dieser Federkonstruktion geringer ausgeprägt. Für die Patientenbehandlung ergibt sich dieselbe Indikationsstellung wie für die Feder NiTi-SE-Stahl mit einer α-Aktivierung von 45°, lediglich bei starker Kippstellung der Molaren von mehr als 20° ist diese Federkonstruktion weniger geeignet.

11.2.5. Diskussion

Die neu entwickelte Aufrichtefeder übt über weite Bereiche konstante Momente auf den Molaren aus. Zusätzlich besteht die Möglichkeit, über die Aktivierung der α-Biegung Einfluß auf die vertikale Kraftkomponente am Molaren im Sinne einer Intrusion zu nehmen. Bei einer so durchgeführten Molarenaufrichtung mit gleichzeitiger Intrusion des Molaren werden die α-Momente am Verankerungssegment größer. Dies war ein zu erwartender Effekt [151]. Die auftretenden Momente am Verankerungssegment sind bei einer in der Weise aktivierten Aufrichtefeder größer als das Moment am aufzurichtenden Zahn. Dieser Nebeneffekt muß von dem Behandler berücksichtigt werden und ist in die Verankerungsplanung des anterioren Segmentes einzubeziehen. Insbesondere bei Anwendung der NiTi-SE-Stahl-Aufrichtefeder mit einer α-Aktivierung von 45° bei erwachsenen Patienten, ist diese Problematik unbedingt zu berücksichtigen. Es empfiehlt sich, das anteriore Segment mit einem Stahlbogen größerer Dimension zu stabilisieren. Bei Anwendung eines 22er-Slotsystems ist ein Stahlbogen .017 x .025 oder größer anzuwenden. Bei einer problematischen Verankerungssituation im anterioren Segment sollte auf die α-Biegung verzichtet werden. Alternativ kann hier die Aufrichtefeder mit einer Stufe bzw. einer Aufbißplatte eingesetzt werden. Eine weitere Möglichkeit bei problematischen Patienten ist die Nutzung der Aufrichtefeder mit einem längeren SE-Zwischenstück. Die extrudierende Kraft am Molaren wird dadurch noch weiter reduziert auf 0,1 N.

Die NiTi-SE-Stahl-Aufrichtefeder läßt sich problemlos auch bei stark gekippten Molaren anwenden. Maximalwerte bei einer Molarenkippung von 50° zur Okklusionsebene von 15 – 20 Nmm wurden nicht überschritten und liegen damit unterhalb dem von Roberts et al. [180] angegebenen Maximalwert von 30 Nmm. Dabei ist jedoch zu berücksichtigen, daß der von Roberts et al. [180] angegebene Maximalwert sich auf ein anderes Federmaterial bezieht. Bei Verwendung von Stahlmaterial bzw. TMA-Drahtmaterial wirkt nur bei der Molarenaufrichtung initial das angegebene Moment. Nach Deaktivierung ist nach kürzerer Zeit bei diesem Drahtmaterial mit einer deutlichen Reduzierung des aufrichtenden Momentes zu rechnen. Werden wie bei der NiTi-SE-Stahl-Aufrichtefeder konstante Momente angewandt, sind niedrigere Momente zu nutzen. Die dargestellten Ergebnisse der NiTi-SE-Stahl-Aufrichtefeder verdeutlichen, daß bei dieser Federkonstruktion eine gute Ausnutzung des pseudoelastischen Materials erfolgt. Damit wird eine Nachaktivierung während der Molarenaufrichtung überflüssig. Auf die Größe der Kräfte und Momente am Molaren und dem Verankerungssegment nehmen folgende Faktoren Einfluß:

1. Die Legierung des pseudoelastischen Materials [236],
2. der Drahtquerschnitt,
3. die Temperatur, mit der das Memory eingeprägt wurde [238],
4. die Mundtemperatur,
5. die Kippung des Zahnes,
6. die Außengeometrie (α- und β-Aktivierung),
7. die Einspannung.

Der Querschnitt des verwendeten superelastischen Materials, die Temperaturbehandlung und die verwendete Außengeometrie sind Variablen, die durchaus beeinflußt werden können. Insgesamt betrachtet sind die hier dargestellten Meßergebnisse eine Orientierungshilfe für die Anwendung dieses Federsystems am Patienten. Da die aufrichtenden Momente am Ende der Aufrichtung ab ca. 15° Kippung des Molaren relativ gering sind, kann eine Überaufrichtung der Molaren vermieden werden. Ist ein größeres Moment bei einer geringeren Kippung des Molaren erwünscht, kann der Behandler:

1. die Tip-back-Biegung des superelastischen Teiles der NiTi-SE-Stahl-Aufrichtefeder mit einem Memory-Maker verstärken,
2. eine Nachaktivierung am Übergang Stahl-SE durchführen.

11.3. Anwendung der pseudoelastischen Aufrichtefeder am Patienten

Für die Aufrichtung von Molaren ergeben sich folgende kieferorthopädische Indikationsstellungen:

1. Nach einem Verlust der ersten Molaren, beispielsweise aufgrund von Karies, können die zweiten bzw. dritten Molaren aufgerichtet und mesialisiert werden. Ein Lückenschluß ist immer dann anzustreben, wenn dies durch die Verzahnung im Gegenkiefer sinnvoll ist.
2. Einordnung verlagerter Zähne. In der Regel betrifft dies die Weisheitszähne, aber auch Durchbruchsstörungen des zweiten Molaren können so therapiert werden.
3. Mesialer Lückenschluß der Molaren, insbesondere im Unterkiefer, nach erfolgter Prämolarenextraktion.
4. Frühzeitiger Stützzoneneinbruch im Unterkiefer durch den Verlust des zweiten Milchmolaren und resultierende Durchbruchsstörung des zweiten Prämolaren.
5. Kippstellung der zweiten Molaren nach erfolgter Extraktion der ersten Molaren und daraus resultierende traumatische Okklusionsverhältnisse. Durch eine Aufrichtung der zweiten Molaren im Sinne einer Lückenöffnung kann im Anschluß an die kieferor-

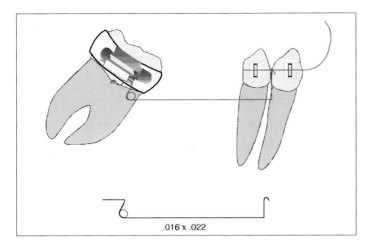

Abb. 111: Konventionelle Aufrichtefeder aus .016 x .022 Elgiloy-Drahtmaterial zur Aufrichtung von Molaren. Die extrudierende Kraftkomponente am Molaren muß bei dieser Aufrichtemechanik berücksichtigt werden.

thopädische Therapie eine prothetische Versorgung erfolgen.

Zur Lösung der genannten Indikationsstellungen ist die konventionelle Aufrichtefeder, wie in Abbildung 111 gezeigt, nicht in jedem Fall geeignet.
Die NiTi-SE-Stahl-Aufrichtefeder[1] ermöglicht dem Behandler ein größeres Behandlungsspektrum, das für jede der genannten Indikationen anwendbar ist. Folgende Vorteile dieser Aufrichtefeder können genutzt werden:

1. Nutzung von intrudierenden Kräften am Molaren in Abhängigkeit von der α-Aktivierung in einer Größenordnung von 0,2 – 0,5 N während der gesamten Molarenaufrichtung.

2. Übertragung von nahezu konstanten Momenten auf den Molaren.

3. Auch bei starker Kippung des Molaren von 50° ist das aufrichtende Moment nicht größer als 20 Nmm.

4. Durch den großen Aktivierungsbereich der Feder ist eine Nachjustierung der Feder erst kurz vor Erreichung der kompletten Aufrichtung erforderlich.

5. Die Handhabung der Aufrichtefeder ist unproblematisch, da sie vorgefertigt geliefert wird[1] und lediglich eine Längenabstimmung der Feder und das Einbiegen einer α-Aktivierung notwendig ist.

Um die Behandlungseffekte der NiTi-SE-Stahl-Aufrichtefeder zu verdeutlichen, wurde eine Simulation am Typodonten durchgeführt. Zur Simulation wurden auf beiden Seiten um 45° gekippte Molaren in Wachs aufgestellt (Abb. 112a u. b). Auf der rechten Seite wurde die NiTi-SE-Stahl-Aufrichtefeder mit einer α-Aktivierung von 0° eingesetzt (Abb. 112a). Wegen der beschriebenen Geometrie der Feder ist eine Elongation des Zahnes durch die extrusive Kraftkomponente am Molaren zu erwarten. Auf der linken Seite wurde die NiTi-SE-Stahl-Aufrichtefeder mit einer α-Aktivierung von 45° eingesetzt (Abb. 112b). Diese Geometrie der Feder läßt eine Intrusion des Molaren erwarten. Beide Molaren sind über eine 8er-Ligatur mit dem Verankerungssegment fixiert. Nach Erwärmung im Wasserbad zeigt sich auf der rechten Seite mit einer eingesetzten Feder ohne α-Aktivierung eine schnellere Aufrichtung des Molaren, jedoch mit einer extrudierenden Komponente während der Aufrichtung (Abb. 112c). Die distalen Höcker des Molaren überschreiten bereits die Okklusionsebene. Auf der linken Seite (Abb. 112d) mit einem eingesetzten Federsystem, bei dem die α-Aktivierung 45° betrug, erfolgte ebenfalls eine Aufrichtung des Molaren, ohne daß der Molar die Okklusionsebene erreicht. In diesem Stadium wurden

[1] Forestadent

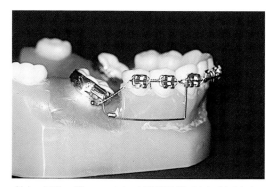

Abb. 112a: Eingesetzte NiTi-SE-Stahl-Aufrichtefeder mit einer α-Aktivierung von 0° zu Beginn des Typodontversuches.

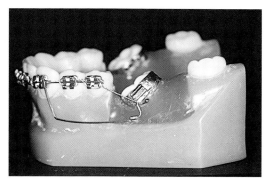

Abb. 112b: Eingesetzte NiTi-SE-Stahl-Aufrichtefeder mit einer α-Aktivierung von 45° zu Beginn des Typodontversuches.

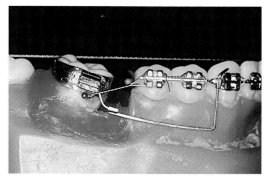

Abb. 112c: Nach Erwärmen des Typodonten im Wasserbad zeigt die NiTi-SE-Stahl-Aufrichtefeder mit einer α-Aktivierung von 0° eine deutliche Aufrichtung des Molaren mit einer zusätzlichen Extrusionskomponente am Molaren. Der distale Höcker des Molaren hat bereits die Okklusionsebene überschritten.

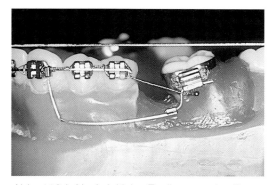

Abb. 112d: Nach initialer Erwärmung des Typodonten im Wasserbad zeigt die NiTi-SE-Stahl-Aufrichtefeder mit einer α-Aktivierung von 45° eine Aufrichtung des Molaren. Aufgrund der α-Aktivierung im Stahlsegment von 45° entsteht eine intrudierende Kraft am Molaren, so daß dieser die Okklusionsebene nicht erreicht.

beide Aufrichtefedern entfernt und mit einem Memory-Maker die Tip-back-Biegung im superelastischen Teil der Feder um weitere 15° auf insgesamt 30° verstärkt. Eine Veränderung der α-Aktivierung erfolgte nicht. Die weitere Erwärmung des Typodonten verursachte auf der rechten Seite (Abb. 112e) ohne α-Aktivierung eine Überaufrichtung des Molaren mit einer

deutlichen Elongation über die Okklusionsebene hinaus. Auf der linken Seite mit einer α-Aktivierung von 45° wurde der Molar ebenfalls weiter aufgerichtet (Abb. 112f). Durch die intrudierende Kraftkomponente aufgrund der α-Aktivierung von 45° erreicht dieser Molar die Okklusionsebene jedoch nicht.

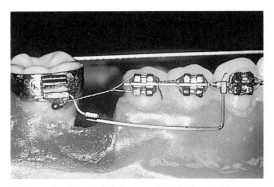 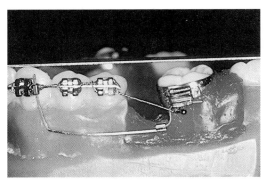

Abb. 112e: Nachaktivierung der Tip-back-Biegung im superelastischen Teil der Feder um weitere 15° zur Verstärkung der Molarenaufrichtung und erneutes Erwärmen des Typodonten im Wasserbad. Die α-Aktivierung von 0° verursacht eine weitere Extrusion des Molaren deutlich über die Okklusionsebene hinaus.

Abb. 112f: Nachaktivierung der Tip-back-Biegung um weitere 15° mit dem Memory-Maker. Die α-Aktivierung von 45° bleibt bestehen. Nach erneutem Erwärmen des Typodonten im Wasserbad zeigt diese Federkonstruktion eine weitere Aufrichtung des Molaren mit zusätzlicher Intrusion. Der Molar erreicht die Okklusionsebene nicht.

11.3.1. 6er-Extraktion

Nach Verlust der ersten Molaren aus Kariesgründen stellt sich oft die Problematik, die zweiten Molaren zu mesialisieren und an die Stelle der ersten Molaren in den Zahnbogen einzuordnen. Insbesondere bei vorhandener Anlage der Weisheitszähne kann durch diese kieferorthopädische Maßnahme eine geschlossene Zahnreihe wieder hergestellt werden. Eine prothetische Versorgung kann dadurch vermieden werden.

Im klinischen Anfangsbefund der Patientin E. F. zeigt sich die dentale Problematik (Abb. 113a u. b). Neben einer Distalokklusion, einer vergrößerten sagittalen Frontzahnstufe, wurde 16 bereits aus Kariesgründen extrahiert. Das Orthopantomogramm der Patientin zu Beginn der Behandlung macht deutlich, daß auch die verbliebenen ersten Molaren auf Dauer nicht erhaltungswürdig sind (Abb. 114). Bei der Patientin E. F. wurde daher eine Extraktion der ersten Molaren mit einem kieferorthopädischen Lückenschluß geplant. Wegen der dentalen Situation der Patientin und der fernröntgenologischen Daten zu Beginn der Behandlung (Abb. 115) wurde der orthodontischen Therapie eine orthopädische Behandlung vorge-

schaltet. Durch die Größe der skelettalen Diskrepanz ANB-Winkel 5,5° und das Alter der Patientin 12 Jahre war die funktionskieferorthopädische Behandlung mit einer Vorschubdoppelplatte nach Sander indiziert [185,191]. Die funktionskieferorthopädische Therapie erfolgte innerhalb einem Zeitraum von einem Jahr. Eine stabile Neutralokklusion konnte erzielt werden (Abb. 116a u. b). Nach Absprache mit dem Konservisten sollten aus kieferorthopädischen Gründen insbesondere im Unterkiefer die ersten Molaren erhalten werden, bis die zweiten Molaren durchgebrochen waren. Nach Durchbruch der zweiten Molaren erfolgte die Extraktion der verbliebenen ersten Molaren. Eine Multiband-Apparatur wurde eingegliedert, die Molaren 37, 47 mit der NiTi-SE-Stahl-Aufrichtefeder aufgerichtet und die Extraktionslücken geschlossen (Abb. 117 u. 118). Die aufrichtenden Momente My am Molaren betrugen 10 Nmm. Es wirkte eine intrudierende Kraft von 0,4 N. Die α-Aktivierung der Aufrichtefeder betrug 45°. Die Aufrichtung mit Lückenschluß dauerte insgesamt zwölf Monate. Dabei wurde die Wurzel des Zahnes 37 um 10 mm, die Wurzel des Zahnes 47 um 11 mm mesialisiert. Nach der kieferorthopädischen Therapie konnte mit der verwendeten Auf-

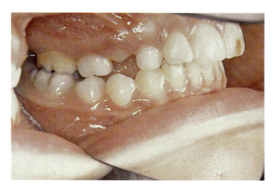 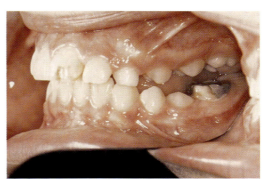

Abb. 113 a u. b: Klinischer Befund der Patientin E. F. zu Beginn der kieferorthopädischen Therapie. Es zeigt sich eine dentale Klasse ll. 16 wurde bereits extrahiert.

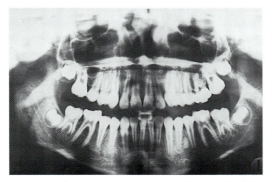 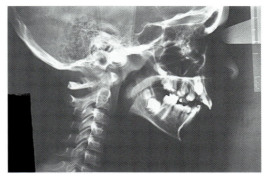

Abb. 114: Orthopantomogramm zu Beginn der kieferorthopädischen Therapie der Patientin E. F. Die Molaren 26, 36 und 46 sind stark gefüllt und auf längere Sicht nicht erhaltungswürdig.

Abb. 115: Fernröntgenseitenbild der Patientin E. F. zu Beginn der Behandlung. Aufgrund der daraus diagnostizierten skelettalen Klasse II wird bei der Patientin eine funktionskieferorthopädische Therapie mit der Vorschubdoppelplatte erforderlich.

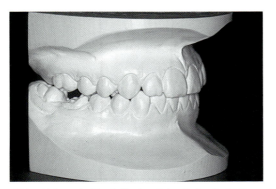 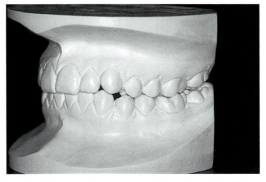

Abb. 116 a u. b: Modellbefund der Patientin E. F. nach funktionskieferorthopädischer Therapie mit der Sander II-Apparatur. Eine neutrale Relation der Molaren und Reduzierung der vergrößerten sagittalen Frontzahnstufe konnte durch die funktionskieferorthopädische Behandlung erzielt werden. Nach Durchbruch der 7er kann nun die Extraktion der Molaren 26, 36 und 46 erfolgen und eine Multiband-Apparatur eingegliedert werden.

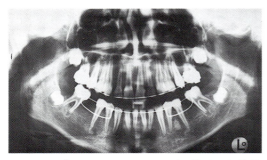
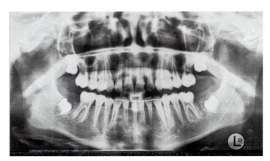

Abb. 117: Orthopantomogramm der Patientin E. F. während der Multibandtherapie mit eingesetzter Aufrichtefeder (die 8er-Ligatur ist nicht dargestellt).

Abb. 118: Orthopantomogramm der Patientin E. F. nach erfolgtem Lückenschluß. Mit der NiTi-SE-Stahl-Aufrichtefeder wurden die Molaren aufgerichtet und intrudiert und konnten so achsengerecht eingestellt werden.

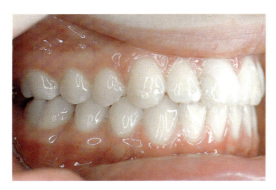
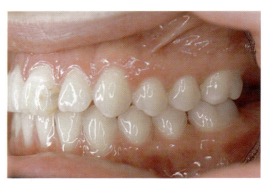

Abb. 119 a u. b: Klinischer Befund der Patientin E. F. nach der orthodontischen Therapie und Aufrichtung und Mesialisierung der 7er mit der NiTi-SE-Stahl-Aufrichtefeder.

richtemechanik der zweite Molar an die Stelle des ersten Molaren im Zahnbogen bewegt werden, ohne daß dabei die Molaren eingeschliffen werden mußten (Abb. 119 a u. b).

11.3.2. Einordnung verlagerter und retinierter Zähne

Bei dem Patienten S. T. sollte aus präprothetischen Gründen der stark gekippte und teilretinierte Weisheitszahn 48 aufgerichtet werden (Abb. 120a). Da der Zahn 48 sowohl aufgerichtet als auch extrudiert werden mußte, wurde eine NiTi-SE-Stahl-Aufrichtefeder eingesetzt mit einer α-Aktivierung von 45°. Das aufrichtende Moment am Molaren bei der so eingesetzten Aufrichtemechanik betrug 16 – 20 Nmm, die intrudierende Kraft 0,6 N. Auf der lin-

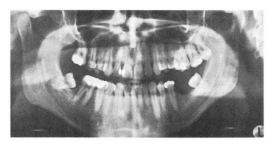 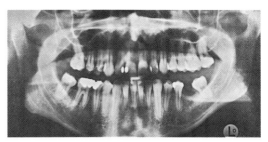

Abb. 120a: Orthopantomogramm des Patienten S. T. vor Therapiebeginn. Zahn 48 ist nahezu horizontal verlagert. Eine Aufrichtung bei gleichzeitiger Intrusion ist erforderlich. 38 muß ebenfalls aufgerichtet werden für eine spätere prothetische Versorgung. Eine zusätzliche Intrusionskraft am Molaren ist auch bei diesem Zahn erforderlich.

Abb. 120b: Orthopantomogramm des Patienten S. T. nach erfolgter kieferorthopädischer Therapie. Der nahezu horizontal halbretinierte Weisheitszahn konnte in den Zahnbogen eingestellt werden. Nach erfolgter kieferorthopädischer Therapie müssen konservistische, prothetische Maßnahmen erfolgen.

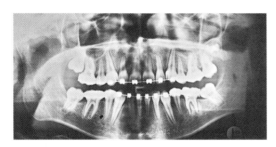 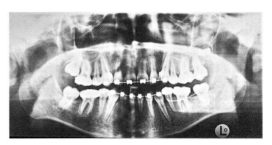

Abb. 121a – b: Patient W. M. mit einer Durchbruchsstörung des Zahnes 37. Mit der NiTi-SE-Stahl-Aufrichtefeder erfolgte eine Aufrichtung des Zahnes 37 innerhalb zwei Monate.

ken Seite wurde ebenfalls der Weisheitszahn aufgerichtet bei gleicher Federkonstruktion (Abb.120b). Das übertragene Moment am Molaren war 8 – 10 Nmm, die intrudierende Kraft 0,9 – 1 N.

Bei dem folgenden Patienten wurde die NiTi-SE-Stahl-Aufrichtefeder mit einer α-Aktivierung von 0° eingesetzt (90° + 0°). Bei dem Patienten M. W. (Abb. 121a u. b) kam es zur Durchbruchsstörung des Zahnes 37. Dieser war unter dem Zahn 36 verfangen und in einer Kippstellung. Da keine 8er-Ligatur vom Verankerungssegment erfolgte, wurde der Zahn in der initialen Phase der Aufrichtung mit der Krone nach distal gekippt (Abb. 121a u. b). Anschließend konnte mit einer körperlichen Mesialisation begonnen werden. Das Aufrichtemoment am Molaren betrug 8 Nmm, die extrusive Kraft 0,2 N.

Die NiTi-SE-Stahl-Aufrichtefeder ist auch zur Durchbruchssteuerung eines Prämolaren einsetzbar. Bei der Patientin S. K. (Abb. 122 a u. b) war aufgrund frühzeitigen Milchzahnverlustes der Zahn 46 in die Lücke gekippt, so daß der Durchbruch des Zahnes 45 nicht erfolgen konnte. Bei dieser Patientin wurde die NiTi-SE-

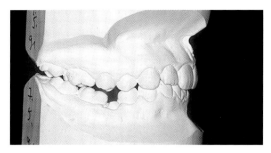

Abb. 122a: Modellbefund der Patientin S. K. zu Therapiebeginn. Die Stützzone im vierten Quadranten ist stark eingeengt. Es besteht ein Platzmangel für den Zahn 45 mit einer starken Distalkippung desselben.

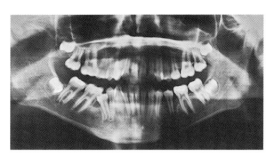

Abb. 122b: Orthopantomogramm der Patientin S. K. vor der kieferorthopädischen Therapie. Die Mesialkippung der Molaren und die Distalkippung des Prämolaren werden deutlich.

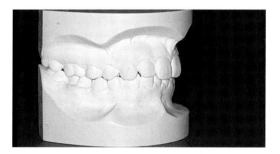

Abb. 123a: Modellbefund der Patientin S. K. nach erfolgter kieferorthopädischer Therapie und Aufrichtung der Molaren.

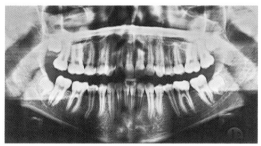

Abb. 123b: Orthopantomogramm der Patientin S. K. nach erfolgter kieferorthopädischer Therapie. Neben einer Aufrichtung der Molaren von 46 und 47 konnte der Zahn 45 achsengerecht eingestellt werden.

Stahl-Aufrichtefeder mit einer α-Biegung von 0° (90° + 0°) und zusätzlicher vertikaler Stufe eingesetzt. Das aufrichtende Moment am Molaren betrug 8 – 10 Nmm, die intrudierende Kraft am Molaren ca. 0,2 – 0,3 N. Durch die eingesetzte Aufrichtemechanik konnten die Zähne 46 und 47 aufgerichtet werden. Da eine Lückenöffnung erwünscht war, wurde keine 8er-Ligatur eingesetzt. Im Anschluß an die Aufrichtung der Molaren erfolgte die Einstellung der Wurzel des Zahnes 45 ebenfalls mit der Aufrichtefeder. Die α-Biegung dieser Aufrich-

tefeder wurde auf 30° (90° + 30°) eingestellt. Mit der beschriebenen Mechanik wurden die Molaren aufgerichtet und der Prämolar eingeordnet (Abb. 123a u. b).

11.3.3. Mesialer Lückenschluß bei Extraktionsfällen

Bei Extraktionsfällen, bei denen vorwiegend ein Lückenschluß von distal erfolgt, kann die Anwendung der Aufrichtefeder sinnvoll sein.

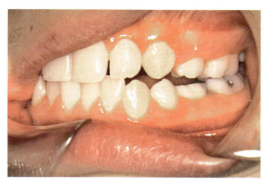

Abb. 124a: Patient S. J. zu Beginn der kieferorthopädischen Therapie.

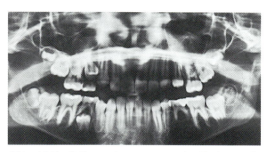

Abb. 124b: Orthopantomogramm des Patienten S. J. vor der Multibandtherapie. Die Molaren 36 und 46 müssen mesialisiert und zusätzlich intrudiert werden.

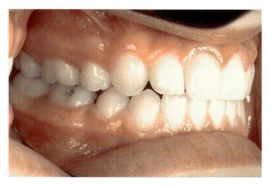

Abb. 125a: Klinischer Befund des Patienten S. J. nach erfolgter Multibandbehandlung.

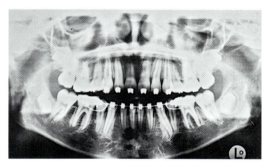

Abb. 125b: Orthopantomogramm des Patienten S. J. nach zweimonatiger Therapie mit der Aufrichtefeder. Die Aufrichtung der Molaren 36 und 46 sowie deren Intrusion läßt sich erkennen.

Insbesondere bei Patienten mit einem vertikalen Schädelaufbau ist eine zusätzliche Intrusionsmechanik einzusetzen, um einen sicheren Overbite zu gewährleisten. Bei den Patienten S. J. wurde eine Extraktionstherapie von Prämolaren durchgeführt (Abb. 124 a u. b). Anhand der fernröntgenologischen Daten ergab sich ein vertikaler Schädelaufbau. Während der Multibandtherapie kam es, trotz gleichzeitiger Anwendung eines High-pull-Headgears mit langen Außenarmen, zu einer weiteren Bißöffnung. Zur weiteren Aufrichtung der Molaren im Unterkiefer wurde daher eine Intrusionsmechanik eingesetzt. Es wurde eine Aufrichtefeder angewandt mit einer α-Aktivierung von 0° und zusätzlicher vertikaler Stufe. Das aufrichtende Moment betrug 5 Nmm, die intrudierende Kraft 0,2 N. Innerhalb von 2,5 Monaten konnten die Zähne 36 und 46 aufgerichtet und zusätzlich intrudiert werden (Abb. 125 a u. b).

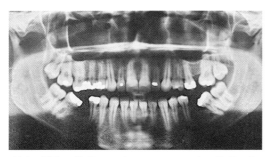 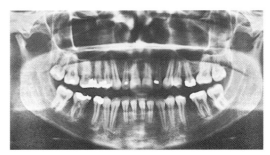

Abb. 126a: Orthopantomogramm der Patientin C. A. vor Therapiebeginn. Die Kippungen der Zähne 37 und 47 werden deutlich. Kieferorthopädisch war eine Aufrichtung der Zähne 37 und 47 mit einer geringfügigen Mesialisierung geplant.

Abb. 126b: Orthopantomogramm der Patientin C. A. nach erfolgter kieferorthopädischer Therapie. 37 und 47 konnten aufgerichtet und mesialisiert werden. Im Anschluß an die kieferorthopädische Therapie soll nun die prothetische Behandlung erfolgen.

11.3.4. Präprothetische Molarenaufrichtung

In Abhängigkeit von der dentalen Situation der Patienten kann nach Extraktion der ersten Molaren und Kippung der 7er in die Extraktionslücke eine Aufrichtung der 7er für eine anschließende prothetische Versorgung erforderlich werden. Bei einer erwachsenen Patientin C. A. mit einem Alter von 29 Jahren bestand die Aufgabe, nach einer zu einem früheren Zeitpunkt durchgeführten Extraktion der ersten Molaren im Unterkiefer die gekippten Molaren 37 und 47 aufzurichten und teilweise zu mesialisieren (Abb. 126a). Es sollte eine Brückenversorgung erfolgen, damit auch eine Abstützung der Weisheitszähne im Oberkiefer gewährleistet war. Die Therapie erfolgte mit einer Multibandbehandlung und Anwendung einer NiTi-SE-Stahl-Aufrichtefeder. Die α-Aktivierung der eingesetzten Feder betrug 45° (90°+ 45°). Die aufrichtenden Momente der so eingesetzten Feder betrugen 15 – 20 Nmm, die intrudierende Kraft am Molaren 0,5 N. Nach einer Behandlungszeit von neun Monaten wurde die Wurzel des Zahnes 37 um 13 mm, die des Zahnes 47 um 8 mm mesialisiert. Anschließend erfolgte eine weitere Mesialisierung der Zähne (Abb. 126b). Die gesamte Behand-

lungszeit betrug bei dieser Patientin 20 Monate. Trotz nahezu gleicher Kippung erfolgte die Bewegung des Zahnes 37 schneller verglichen zu dem Zahn 47. Dieser Befund ist ein häufiger Effekt, der beobachtet werden kann, wenn bei ein und demselben Patienten im gleichen Kiefer auf beiden Seiten eine Aufrichtefeder mit der gleichen Aktivierung eingesetzt wird.

11.3.5. Klinische Studie behandelter Patienten

In einer klinischen Studie wurden insgesamt 30 Molaren, die mit der NiTi-SE-Stahl-Aufrichtefeder[1] behandelt wurden, nachuntersucht. Die Kippung der Molaren lag zwischen 20° und 50° zur Okklusionsebene. Die auf die Molaren übertragenen aufrichtenden Momente betrugen im Mittel 8 Nmm. Kurz vor Erreichen der optimalen Molarenposition erfolgte eine Nachaktivierung der Tip-back-Biegung im superelastischen Teil mit dem Memory-Maker um weitere 15°. Bei den untersuchten Molaren kamen Aufrichtefedern zur Anwendung, bei denen eine α-Aktivierung in der Weise erfolgte, daß intrudierende Kräfte auf den Molaren wirkten,

[1] Forestadent

bzw. zusätzlich eine vertikale Stufe im Stahlteil erfolgte. In der Regel wurden die Molaren über eine 8er-Ligatur mit dem Verankerungssegment verblockt. Die Behandlungsdauer der Patienten betrug durchschnittlich 9,36 Monate. Die statistische Untersuchung über die Mesialbewegung der Wurzel der aufgerichteten Zähne (radiologische Vermessung) erfolgte mit dem Wilcoxon-Signed-Rank-Test für gepaarte Gruppen.

11.3.6. Ergebnisse

Die statistischen Ergebnisse über die Mesialbewegung der Wurzeln der aufgerichteten Molaren sind in Tabelle 1 dargestellt.
Über den durchschnittlichen gesamten Behandlungszeitraum von 9,5 Monaten zeigt sich eine Mesialbewegung der Wurzeln von durchschnittlich 7,9 mm. Dies bedeutet eine monatliche Mesialisation der Wurzeln um 1,3 mm. Das Signifikanzniveau lag bei 0,01%. Die geringste Mesialisation lag bei 0,82 mm und die größte Mesialisation bei 2,6 mm pro Monat. In Abhängigkeit von der Kippung des Zahnes muß jedoch berücksichtigt werden, daß die aufzurichtenden Momente am Molaren zwischen 8 – 15 Nmm lagen. Bei allen Patienten erfolgte die Einstellung der Molaren in die gewünschte Position. Die durch die α-Aktivierung bzw. die zusätzliche vertikale Stufe im Stahlanteil erzeugte intrusive Kraft am Molaren ermöglichte eine Mesialisation der Molaren,

N = 30					
Behandlungszeit					
Gesamt			**pro Monat**		
$\overline{X}$	s	$\widetilde{X}$	$\overline{X}$	s	$\widetilde{X}$
7,94 ± 4,62	8		1,30 ± 0,83	0,98	

Tab. 1: Durchschnittliche Aufrichtung von Molaren in mm, die mit der NiTi-SE-Stahl-Aufrichtefeder behandelt wurden über die gesamte Behandlungsdauer (9,36 Monate) und pro Monat.

ohne daß diese Bewegung durch auftretende Okklusionsstörungen gehemmt wurde.

11.3.7. Diskussion

Die Reaktionsweise der aufzurichtenden Molaren innerhalb eines Kiefers bei einem Patienten war zum Teil recht unterschiedlich. Bei Anwendung von nahezu gleichen aufrichtenden Momenten und Intrusionskraft am Molaren konnte der Mesialisationseffekt der Wurzel, trotz annähernd gleicher Wurzelgeometrie und Kippstellung des Molaren, unterschiedlich sein. Damit können Faktoren, wie Momentgröße und Kraftgröße, nicht alleine für die Mesialisierungsgeschwindigkeit der Wurzeln verantwortlich sein. Zusätzlich müssen einflußnehmende Faktoren, wie Wurzelgeometrie, parodontale Verhältnisse und die Knochenbedeckung, diskutiert werden. Weiterhin ist bei Betrachtung des Mesialisationseffektes das E-Modul des Knochens zu berücksichtigen. Da der Knochen ein anisotropes Material darstellt, ist mit unterschiedlichen Bewegungsgeschwindigkeiten innerhalb des Knochens zu rechnen. Einflüsse, wie sie durch den Patienten selbst entstehen können, in Form von Kaukräften bzw. interokklusalen Kontakten sind ebenfalls bei der Betrachtung des Behandlungseffektes miteinzubeziehen. Auch die Ergebnisse der experimentellen Studie zeigen (Kapitel 11.2.4.), daß die Aufrichtefeder nicht in jedem Fall tatsächlich spannungsfrei eingegliedert werden kann. Eine genaue Berechnung bzw. Vorhersage der Geschwindigkeit der Zahnbewegung ist bei dem einzelnen Patienten nicht möglich. Bei der hier durchgeführten klinischen Studie konnten alle Zähne in die gewünschte Position eingestellt werden, d. h. die Bewegungsrichtung und die eingesetzte Mechanik waren retrospektiv betrachtet bei allen Patienten korrekt. Die verwendeten Momente waren dabei wesentlich geringer verglichen zu den Angaben von Roberts et al. [180]. Bei den behandelten Patienten mit der NiTi-SE-Stahl-Aufrichtefeder zeigte sich, daß die Zähne nicht um das Widerstandszentrum rotierten. Dies läßt sich teilweise dadurch erklären, daß das Widerstandszentrum eines Zahnes, wenn dieser bewegt wird, nicht konstant bleibt. Dies konnte bereits von Christiansen u. Burstone [59] festgestellt werden.

11.4. Torquesegmentbogen

Die korrekte Einstellung der Schneidezahn-achse erfolgt über den Torque. Insbesondere bei der Retraktion der Oberkieferschneide-zähne ist dies ein kritisches Stadium in der or-thodontischen Therapie. Die resultierende Be-wegung des Zahnes in Abhängigkeit vom M/F-Verhältnis wird von der Gewebsreaktion sowie dem applizierten biomechanischen Kraftsy-stem beeinflußt. Unumstritten ist das Einbiegen eines Frontzahntorques für die Standard-Edgewise-Technik. Bei Anwendung einer Straight-Wire-Technik ist der Torque neben Biegungen erster und zweiter Ordnung im Bracketsystem integriert. Für bestimmte Be-handlungsaufgaben sind auch bei Verwen-dung der Straight-Wire-Apparatur die vorgege-benen Torquewerte nicht ausreichend. Die

Präzision des übertragenen Torques ist zudem nach Sernetz [203,204] von einigen Faktoren abhängig:
1. Slotweite der Brackets,
2. Drahtdimension,
3. Kantenverrundung des rechtangulären Drahtes.

Die genannten Faktoren können sich gravie-rend auf den übertragenen Torque auswirken. Aus dieser Tabelle geht deutlich hervor, daß beispielsweise bei Verwendung einer Slotdi-mension von .018 und einem Draht der Dimen-sion .016 x .016 in Abhängigkeit von der Kan-tenverrundung des verwendeten Drahtes der Torqueverlust zwischen 7,5 und 33,3° variieren kann. Wird bei Verwendung derselben Draht-dimension die Slotweite des Brackets nur um 1/1000" größer, so rotiert der Draht bereits im Bracketslot bei einer Kantenverrundung von 0,14 mm. Ein ähnliches Verhalten ist auch bei Verwendung einer .022er Slot-Technik gege-ben. Auch in diesem Fall hat die Kantenverrun-dung einen bedeutenden Einfluß auf den Tor-queverlust. Bei einer in dieser Technik verwen-deten Bogendimension .017 x .025 liegt der Torqueverlust in Abhängigkeit von der Kan-

Drahtabmessung (mm) (inch)	Slotbreite (mm)	(inch)	Torquespiel (Grad) bei Kantenverrundung r (mm)		
			r = 0	r = 0,04	r = 0,14
0,41 x 0,41	0,46	0.018	7,5	9,5	33,3
0.016 x 0.016	0,49	0.019	12,7	16,4	+
	0,51	0.020	16,6	22,1	+
0,41 x 0,55	0,46	0.018	5,4	6,4	11,2
0.016 x 0.022	0,49	0.019	8,9	10,5	18,8
	0,51	0.020	11,3	13,4	24,4
0,43 x 0,63	0,56	0.022	12,9	14,9	24,1
0.017 x 0.025	0,59	0.023	16,4	19,0	31,3
	0,61	0.024	18,7	21,9	36,9

Tab. 1: Einflüsse von Slotbreite und Kantenverrundung verschiedener Drähte auf den Torque-verlust (nach [203]).

tenbearbeitung zwischen 12,9 und 24,1°. Eine Abweichung der Slotweite von 1/1000" erhöht den Torqueverlust bei einer Kantenverrundung von 0,14 mm auf 31,3°. Es wird deutlich, daß aufgrund der genannten Faktoren eine präzise und kalkulierbare Torqueübertragung fraglich ist. Angesichts der dargestellten Diskrepanzen ist der bei der Roth-Technik eingebaute Frontzahntorque für die mittleren Schneidezähne von 12° zwar hilfreich, von einer Präzision kann jedoch nicht ausgegangen werden. Auch bei Anwendung der Straight-Wire-Technik ist damit in vielen Fällen ein zusätzlicher Torque notwendig, wenn eine korrekte Position der Schneidezähne erreicht werden soll. Die Anwendung von übertorqueten Brackets oder kleinere Slotdimensionen für die Oberkieferfrontzähne [36] können unter den genannten Problematiken nicht als ideale Lösung betrachtet werden. Zur Übertragung besonders günstiger und kleiner Momente ist es bei den bisher verwendeten Materialien sinnvoll, bereits in kleineren Bogendimensionen einen zusätzlichen Torque einzubiegen. Die beim Torque übertragenden Momente sind dabei proportional von b x h³, wobei b die Breite und h die Höhe des rechteckigen Drahtes angibt. Hasund [98,99] empfiehlt bei der 18er Technik und einem .016 x .022er Bogendimension, einen Frontzahntorque im Oberkiefer von 45°

einzubiegen. Sergl [202] gibt unter den gleichen Bedingungen einen Torque zwischen 10 und 35° + 5° an.

Eine gezielte Torqueapplikation ist erforderlich, da die Folge einer so durchgeführten orthodontischen Therapie Wurzelresorptionen bedeuten kann. Mit der Problematik der Resorptionen haben sich viele Autoren beschäftigt [38,40,61,65,73,75,80,86,88,94,95,96,101, 115,119,121,124,140,152,161,163,177,182, 205,233]. Einflußnehmende Faktoren sind hier sicherlich die biologische Variation und die Behandlungsmethode. Neben der individuell variablen Prädisposition für Wurzelresorptionen [139,142], werden auch behandlungsbedingte apikale Resorptionen von Rudolf [181], Philipps [171], Sjølien und Zachrisson [208], Goldson und Henrikson [89] sowie von Ohm und Linge [167] beschrieben. Im dritten Behandlungsstadium bei Anwendung der Begg-Technik konnten Goldson und Henrikson [89] Wurzelresorptionen bei der Torqueapplikation feststellen. Ohm und Linge [167] beschreiben Resorptionen bei Anwendung von rechtangulären Bögen. Auch DeShields und Hamley [207] weisen auf die Problematik von Wurzelresorptionen bei Anwendung der Edgewise-Technik hin. Die Hauptgründe für die behandlungsbedingten apikalen Wurzelresorptionen sind sicherlich in der schwer zu messenden

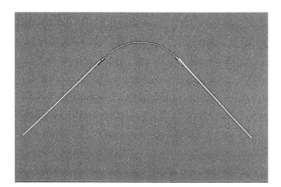 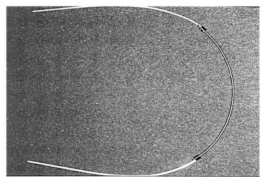

Abb. 127a u. b: Entwickelter Torquesegmentbogen (TSB) zur Übertragung des Frontzahntorques. Das mit 30° bzw 45° getorquete pseudoelastische Frontsegment ist über eine Klemmverbindung mit dem Stahlseitenzahnsegment verbunden. Das Stahlseitenzahnsegment enthält 0° Torque. Eine individuelle Anpassung der Stahlsegmente für die zu behandelnden Patienten ist erforderlich.

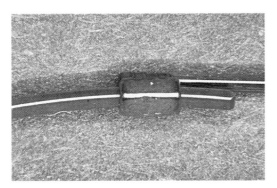

Abb. 127c:Verschiebliche Verbindung zwischen auf pseudoelastischem Frontsegment und Stahl-seitenteil.

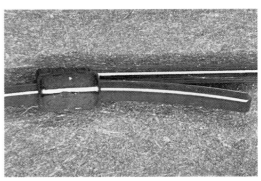

Abb. 127d: Anpassung des Frontsegmentes auf die gewünschte Ausdehnung des Frontsegmentes des Patienten. Das superelastische Frontsegment wird hierfür weiter durch das Röhrchen verschoben. Nach Justierung des Frontsegmentes erfolgt die Fixierung des Stahlseitenteils mit dem Frontsegment durch Crimpung mit einer Weingart-Zange. Der überschüssigen superelastische Draht des Front-segmentes wird abgeschnitten.

Momentübertragung auf die Schneidezähne zu sehen. Bei der Torqueübertragung mit rechtangulären Drähten steht dies in Zusammenhang mit der vierten Potenz der Kanten-länge dieser Drähte.

Bei dem Torque im Frontbereich ist ein Draht wünschenswert, der zu keiner Überlast führt, unabhängig von der Stellung der Frontzähne. Diese Eigenschaften finden sich bei superelastischen Materialien. Insbesondere der plastische Teil der Spannungs-/Dehnungskennlinie kann für diese Problematik genutzt werden. Ein superelastisches Drahtmaterial in der Front zur Übertragung der Torquebewegung und ein festeres Drahtmaterial im Seitenzahnbereich wären daher sinnvoll. Zur Übertragung moderater, konstanter und physiologischer Momente auf die Inzisiven wurden die Torquesegmentbögen entwickelt. Der Torquesegmentbogen besteht aus einem anterioren superelastischen Anteil mit einem einprogrammierten Torque von 45° für die Standard-Edgewise-Technik und 30° für die Straight-Wire-Technik (Abb. 127a). Das superelastische Segment reicht bis distal der Inzisiven und kann über eine Klemmverbindung [187] variabel eingestellt werden (Abb. 127c u. d). Mesial der Eck-

zähne beginnt das Stahlteil, das mit den Biegungen erster, zweiter und dritter Ordnung versehen werden kann (Abb. 127b).

Der pseudoelastische Frontbereich des Torquesegmentbogens gewährleistet eine günstige Übertragung der Torquemomente auf die Schneidezähne. Die Stahlseitenteile des Bogens stabilisieren den Zahnbogen und ermöglichen darüber hinaus das Einbiegen eines Sweeps und eines progressiven Seitenzahntorques. Bei segmentierter Behandlungstechnik können Teilbögen gleichzeitig Verwendung finden.

11.4.1. Meßaufbau

Für die Verifizierung der unterschiedlichen Torquemechaniken und deren Nebeneffekte wurde eine experimentelle Untersuchung zur Erfassung der Kräfte und Momente durchgeführt. Mit elastischen Sechskomponentensensoren (Typ 1) können Kräfte und Momente in allen drei Ebenen des Raumes dargestellt werden (Kapitel 11.1.). Hierfür ist ein Befestigungssegment für den getorqueten Frontbereich auf einem Sechskomponentensensor lokalisiert

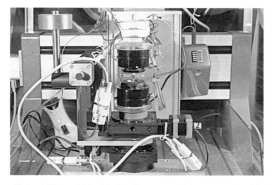 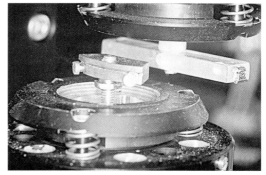

Abb. 128 u. 129: Meßaufbau zur Erfassung der Kräfte und Momente am Front- und Molarensegment bei den untersuchten Torquesegmentbögen.

(Abb. 129). Dieser Sensor befindet sich auf einem Goniometersystem, welches durch Schrittmotore gesteuert wird (Abb. 128). Das Rotationszentrum des Goniometersystems ist in der Befestigung des Frontbogens. Auf einen zweiten Sechskomponentenmeßsensor sind die Stahlseitenteile über einen Plexiglasstab mit zwei Mobilock-Brackets befestigt (Abb. 129). Letztgenannter Sensor wird nicht bewegt. Die gesamte Meßapparatur befindet sich in einem Wärmeschrank, der auf 36,5° ± 0,5°C erhitzt wird.

Kräfte und Momente am Frontsegment sind wie folgt interpretierbar:

Fx positiv   = protrudierende Kraft
Fy positiv   = bukkale Kraft
Fx negativ = extrudierende Kraft

Mx positiv = Linksdrehung in der Frontalebene
My positiv = palatinaler Wurzeltorque
Mz positiv = distal rotierendes Moment

Der Sensorikaufbau am Verankerungssegment ermöglicht folgende Interpretation:

Fx positiv   = distalisierende Kraft
Fy positiv   = palatinale Kraft
Fz negativ = intrudierende Kraft

Mx positiv = bukkaler Wurzeltorque
My negativ = distal kippendes Moment
Mz positiv = mesial rotierendes Moment

11.4.2. Untersuchtes Bogenmaterial

Für die Darstellung der Kräfte und Momente während der Applikation des Frontzahntorques wurden Bögen ausgewählt aus konventionellen Torquemechaniken unter Verwendung eines Stahl-Drahtmaterials. Weiterhin wurden die neu entwickelten Torquesegmentbögen mit einem vorprogrammierten Torque im superelastischen anterioren Segment untersucht. Folgende Bögen zur Einstellung des Frontzahntorques wurden in die experimentelle Studie einbezogen:

1. Torquesegmentbogen .016 x .022, superelastisches Frontsegment mit 45° Frontzahntorque und Stahlseitenzahnsegment .017 x .025.
2. Torquesegmentbogen .017 x .025, anteriores superelastisches Frontsegment mit 45° Frontzahntorque und Stahlseitenzahnsegment .017 x .025.
3. Torquesegmentbogen .018 x .025, superelastisches Frontsegment mit 45° Frontzahntorque und Stahlseitenzahnsegment .017 x .025.
4. Stahlbogen .016 x .022 mit geschlossenen Retraktionsloops und 45° Frontzahntorque.
5. Stahlbogen .016 x .022 mit 45° Frontzahntorque ohne Loops.

11.4.3. Ergebnisse

.016 x .022 Torquesegmentbogen mit 45° Frontzahntorque (Abb. 130a – d):

Bei Betrachtung der Kräfte des superelastischen Frontsegmentes (Abb. 130a) ensteht bei einem Torque von 50° eine protrusive Kraftkomponente (Fx) von 4 N. Diese protrusive Kraftkomponente variiert zwischen 0 und 4 N in Abhängigkeit von dem jeweiligen Torque. Diese Kraftkomponente entsteht gleichsinnig im Bereich der Verankerungseinheit, den Molaren (Abb. 130c). Es entsteht damit ein Verankerungsbedarf an den Molaren von 2 N pro Seite, d. h. für jeden Molaren. Neben der protrudierenden Kraftkomponente entsteht eine vertikale Kraftkomponente (Fz). Die extrudierende Kraft (Fz) beträgt bei diesem Bogen maximal 1 N (Abb. 130a). Bei der klinischen Anwendung kann diese durch eine Biegung zweiter Ordnung entsprechend ausgeglichen werden. Bei den Molaren (Abb. 130c) zeigt sich eine intrusive Kraftkomponente ebenfalls von 1 N.

Das für die Ausübung des palatinalen Wurzeltorques notwendig Moment (My) beträgt bei diesem Bogen maximal 20 Nmm (Abb. 130b). Durch die Verwendung des pseudoelastischen Materials im Frontsegment zeigt sich ein für diese Materialien charakteristischer Kurvenverlauf. Zwischen 20° und 40° Torque findet sich nur eine geringfügige Momentzunahme. Die Momente (My) an beiden Molaren, gesamt betrachtet, betragen im Maximum mehr als 10 Nmm (Abb. 130d). Diese Drehmomente müssen bei dem Patienten durch gegensinnige Momente ausgeglichen werden. Biegungen dritter Ordnung bzw. zusätzliche Verankerungsmaßnahmen werden damit erforderlich.

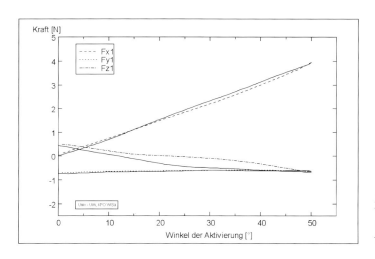

Abb. 130a: Kräfte des .016 x .022 Toquesegmentbogens auf die Frontzähne: Darstellung der Kräfte Fx, Fy und Fz.

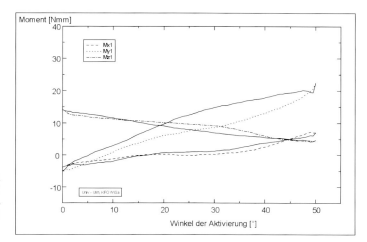

Abb. 130b: Momente des .016 x .022 Torquesegmentbogens auf die Frontzähne. Graphische Darstellung der Momente Mx, My und Mz.

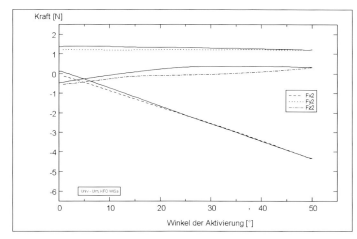

Abb. 130c: .016 x .022 Torquesegmentbogen. Kräfte auf die Verankerungseinheit auf beide Molaren. Darstellung der Kräfte Fx, Fy und Fz.

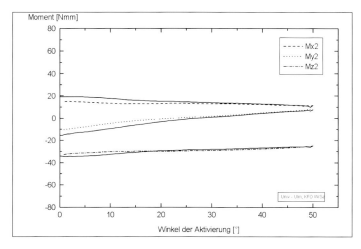

Abb. 130d: .016 x .022 Torquesegmentbogen. Momente auf die Verankerungseinheit, auf beide Molaren (Mx, My und Mz).

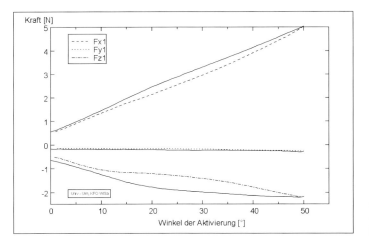

Abb. 131a: Torquesegmentbogen .017 x .025. Darstellung der Kräfte auf die Frontzähne: Fx, Fy und Fz.

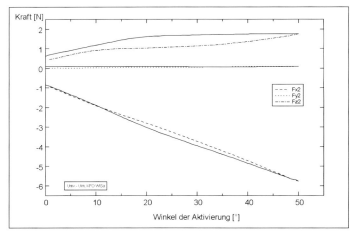

Abb. 131b: Torquesegmentbogen .017 x .025. Darstellung der Kräfte auf die Molaren Fx, Fy und Fz.

.017 x .025 Torquesegmentbogen mit 45° Frontzahntorque (Abb. 131a – d):

In bezug auf das Frontsegment ist die protrudierende Kraftkomponente bei diesem Torquesegmentbogen in seinem Maximum mit 5 N geringfügig größer verglichen zum .016 x .022er Torquesegmentbogen (Abb. 131a). Bei einem Torque von 50° entsteht gleichzeitig bei diesem Bogen eine extrusive Kraftkomponente (Fz) von 1,5 N in der Front. Entsprechend ergeben sich bei den Molaren protrudierende Kräfte (Fx) von ebenfalls nahezu 5 N (Abb.

131b) und intrudierende Kräfte (Fz) von ebenfalls 1,5 N.

Für das Frontsegment entsteht bei einem Torque von 50° ein maximales Drehmoment (My) von 33 Nmm (Abb. 131c). Wegen des pseudoelastischen Materials zeigt dieser Kurvenverlauf eine Hysterese, so daß die Rücklaufkurve auf einem niedrigeren Momentniveau lokalisiert ist. Zwischen 15 und 30° Torque zeigt dieser Bogen ein Plateau von ca. 15 Nmm. Im Bereich des Plateaus variiert das Moment nur geringfügig und liegt zwischen 12 und 16 Nmm. Das

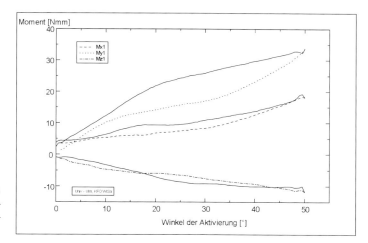

Abb. 131c: Torquesegmentbogen .017 x .025. Darstellung der Momente Mx, My und Mz am Frontsegment.

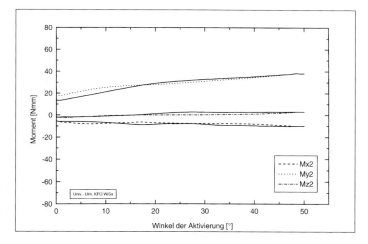

Abb. 131d: Torquesegmentbogen .017 x .025. Darstellung der Momente an den Molaren (Mx, My und Mz)

auf die Molaren ausgeübte Drehmoment (My) zeigt ein Maximum von 25 Nmm (Abb. 131d). Auch bei diesem Bogen ist daher unbedingt bei der Anwendung am Patienten ein gegensinniges Drehmoment erforderlich.

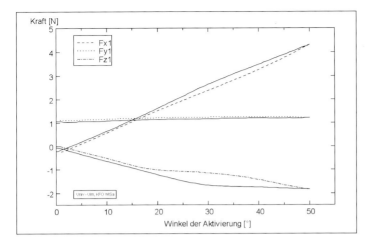

Abb. 132a: .018 x .025 Torque-segmentbogen. Darstellung der Kräfte am Frontsegment (Fx, Fy und Fz).

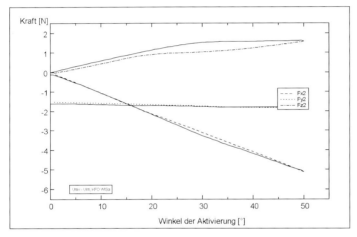

Abb. 132b: .018 x .025 Torque-segmentbogen. Kräfte am Molarensegment: Fx positiv = distalisierende Kraft, Fz negativ = extrudierende Kraft.

.018 x .025 Torquesegementbogen mit 45° Frontzahntorque (Abb. 132a – d):

Die Ergebnisse des .018 x .025er Torque-segmentbogens (Abb. 132a – d) unterscheiden sich nur geringfügig zu dem beschriebenen .017 x .025er Torquesegmentbogen.

Bei einem Torque von 50° entsteht am Front-segment eine protrudierende Kraft (Fx) von maximal 4,5 N (Abb. 132a). Die extrudierenden Kräfte (Fz) erreichen eine Kraft von nahezu 2 N (Abb. 132a). Gleiche Kräfte treten auch bei dem Molarensegment auf im Sinne einer me-sialen Kraftkomponente (Fx) von 4,5 N und einer intrudierenden Kraftkomponente (Fz) von 2 N (Abb. 132b).

Die Ausübung des Torques (My) im Frontseg-ment erzeugt ein maximales Drehmoment für die Front von 35 Nmm (Abb. 132c). Bei Betrachtung der Rücklaufkurve tritt ein Plateau bei einer Torqueaktivierung von 15° – 40° mit einer Momentgröße von 15 – 26 Nmm auf. Das Moment (My) am Molarensegment beträgt im Maximum 20 Nmm (Abb. 132d). Auch hier gilt, daß das auf die Molaren ausgeübte Drehmo-

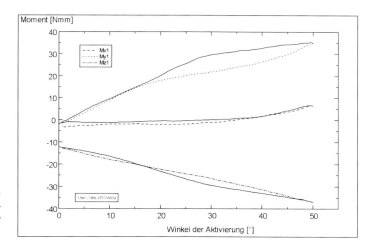

Abb. 132c: Torquesegmentbogen .018 x .025. Darstellung der Momente auf die Frontzähne (Mx, My und Mz).

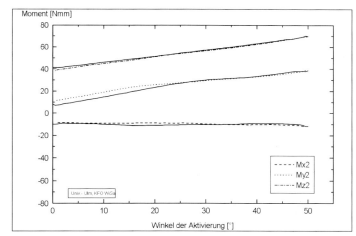

Abb. 132d: Torquesegmentbogen .018 x .025. Momente auf die Molaren: My negativ = distal rotierendes Moment für die Molaren.

ment durch einen entsprechenden Gegentorque des Headgears ausgeglichen werden muß.

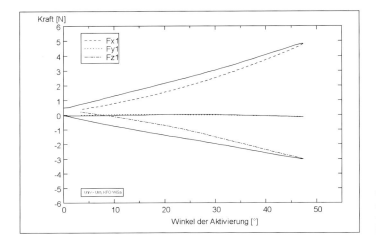

Abb. 133a: Stahlbogen .016 x .022, Retraktionsloop, Torque 45°. Darstellung der Kräfte auf die Frontzähne (Fx, Fy und Fz).

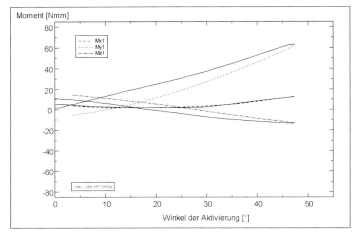

Abb. 133b: Stahlbogen .016 x .022, Retraktionsloop, Torque 45°. Darstellung der Momente auf die Frontzähne: My positiv = palatinaler Wurzeltorque.

.016 x .022 Stahlbogen mit 45° Frontzahntorque und geschlossenen Loops (Abb. 133a – d):

Bei einem Torque von 30° erzeugt dieser Stahlbogen mit Loop eine protrudierende Kraft (Fx) von 3 N (Abb. 133a). Die extrudierende Kraft (Fz) bei diesem Torquebogen beträgt 2 N (Abb. 133a). Das Moment (My), der palatinale Wurzeltorque, beträgt bei einer Aktivierung von 30° immerhin 40 Nmm (Abb. 133b) und liegt damit wesentlich oberhalb der gemessenen Momentgrößen des Torquesegmentbogens. Ins-

gesamt erzeugt der Stahlbogen mit Loop bei einer Aktivierung von 30° größere Kräfte und Momente verglichen zu den gemessenen Torquesegmentbögen.

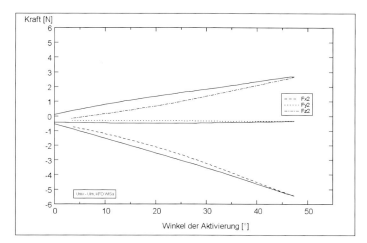

Abb. 133c: Stahlbogen .016 x .022, Retraktionsloop, 45° Torque. Darstellung der Kräfte auf die Molaren (Fx, Fy und Fz).

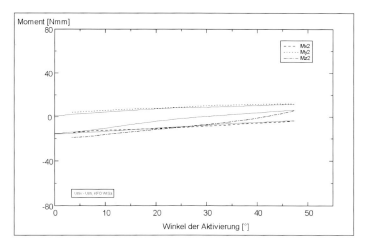

Abb. 133d: Stahlbogen .016 x .022, Retraktionsloop, Torque 45°. Darstellung der Momente auf die Molaren (Mx, My und Mz).

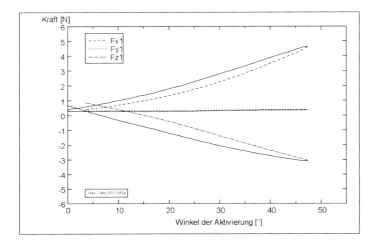

Abb. 134a: Stahlbogen .016 x .022, ohne Loop, Frontzahntorque 45°. Darstellung der Kräfte auf die Frontzähne (Fx, Fy und Fz).

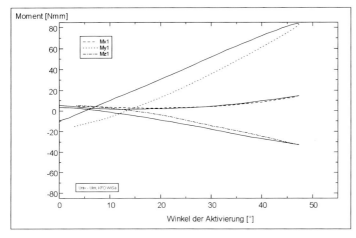

Abb. 134b: Stahlbogen .016 x .022, ohne Loop, Frontzahntorque 45°. Darstellung der Momente auf die Frontzähne (Mx, My und Mz).

.016 x .022 Stahlbogen mit 45° Frontzahntorque ohne Loop (Abb. 134a – d):

Der Stahlbogen .016 x .022 mit 45° Torque im Frontbereich, jedoch ohne Loop, zeigt gleichsinnig zu dem Stahlbogen mit Loop bei einem Torquewinkel von 30° eine protrudierende Kraftkomponente (Fx) von 3 N (Abb. 134a). Die extrudierende Kraft (Fz) beträgt bei diesem Torquewinkel 2 N.

Das Moment auf die Frontzähne (My) beträgt bei dem Stahlbogen ohne Loop bei einem Torque von 30° 50 Nmm (Abb. 134b). Das Torquemoment (My) ist bei diesem Bogen verglichen zu den Torquesegmentbögen und dem Stahlbogen mit Loop am größten.

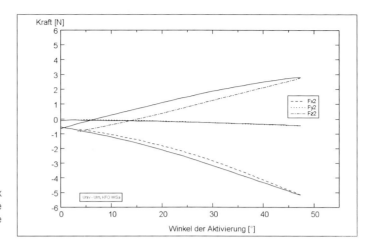

Abb. 134c: Stahlbogen .016 x .022, ohne Loop, Frontzahntorque 45°. Darstellung der Kräfte auf die Molaren (Fx, Fy und Fz).

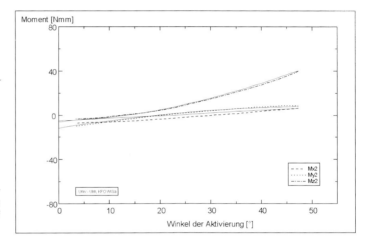

Abb. 134d: .016 x .022 Stahlbogen, ohne Loop, Frontzahntorque 45°. Darstellung der Momente auf die Molaren (Mx, My und Mz).

11.4.4. Diskussion

Bei der Diskussion der Ergebnisse muß berücksichtigt werden, daß die hier durchgeführten Messungen mit einem Bracketspiel von 0° durchgeführt wurden. Bei Anwendung der Bögen am Patienten muß zusätzlich berücksichtigt werden, daß ein .016 x .022er Draht unter Verwendung einer .018er und .022er Technik ein entsprechendes Spiel im Bracketslot hat [62,64]. Überträgt man die hier dargestellten Meßwerte auf den Patienten, so ist aufgrund des Spiels im Slot mit geringeren Drehmomenten zu rechnen. Die in diesem Versuchsaufbau verwendeten elastischen Sensoren entsprechen der mittleren Zahnbeweglichkeit, wie sie von Niedermeier [164] beschrieben sind. Bei einer Belastung von 1 N bewegt sich die Befestigung des Drahtes um ca. 1/10 mm. Auch dies muß bei der Diskussion der Ergebnisse berücksichtigt werden, da die Verwendung starrer Sensoren zu größeren Kräften und Momenten führt. Bezogen auf die Patientenbehandlung, bei der die Zähne initial eine größere Festigkeit aufweisen und während der Behandlung beweglicher werden [190], ist zu erwarten, daß zu Beginn einer Torquebehandlung größere Kräfte und Momente auftreten. Während der Behandlung, aufgrund der höheren Zahnbeweglichkeit, sind die Kräfte und Momente in den hier dargestellten Meßergebnissen entsprechend niedriger. Weitere Einflüsse auf die gemessenen Kräfte und Momente nimmt der Abstand zwischen dem getorqueten Segment und der Befestigung im posterioren Bereich. Bei diesem Versuchsaufbau waren die Molaren 30 mm vom Frontzahnsegment entfernt. Ebenfalls ist der Abstand der Klemmverbindung vom Frontsegment zu berücksichtigen. Bei den hier durchgeführten Versuchen betrug der Abstand der Klemmverbindung zum Frontsegment 4 mm. Bei einer Vergrößerung dieses Abstandes sind kleinere Kräfte und Momente zu erwarten. Trotz der aufgeführten Diskussionspunkte geben die in vitro Messungen einen realistischen Vergleich für die Patientenbehandlung, da eine in vivo Messung der tatsächlich übertragenen Kräfte und Momente auf die Frontzähne augenblicklich noch nicht möglich ist.

Die Messungen mit dem Torquesegmentbogen zeigen, verglichen zum Stahlbogen mit und ohne Loop, deutlich geringere Momente. Bei einer Aktivierung von 30° ist das Moment, palatinaler Wurzeltorque, des .018 x .025 Torquesegmentbogens verglichen zum .016 x .022er Stahlbogen mit Loop nahezu um die Hälfte des Momentes des Stahlbogens niedriger und verglichen zum .016 x .022er Stahlbogen ohne Loop mehr als der Faktor 2 geringer (Tab. 4). Betrachtet man den .016 x .022 Torquesegmentbogen mit der gleichen Dimension aus Stahl ohne Loop, so ist das Moment (My) sogar um den Faktor 6,5 bei dem Torquesegmentbogen niedriger bei einer Aktivierung von 30° (Tab. 4).

Der Frontzahntorque ist bei der orthodontischen Therapie in vielen Fällen notwendig, bezüglich der Resorptionen jedoch nicht immer unproblematisch [61,75,79,88,89,101,115, 121,139,142,163,167,171,177,181,182]. Die Kombination aus superelastischem Material und Stahl reduziert die Größe des applizierten Drehmomentes wesentlich. Dieser Effekt war zu erwarten, da pseudoelastische Materialien ein geringeres E-Modul aufweisen und im plastischen Bereich wirken. Bisher verwendete konventionelle Drahtmaterialien aus Stahl als Idealbogen bzw. Retraktionsbogen können daher aufgrund der Größe des Drehmomentes

	30 ° Aktivierung				
Bogen	**Fx Sensor 1**	**Fz Sensor 1**	**My Sensor 1**	**Fx Sensor 2**	**My Sensor 2**
.016 x .022 TSB	2,2 N	0,6 N	8 Nmm	2,5 N	10 Nmm
.017 x .025 TSB	3,0 N	1,4 N	17 Nmm	3,7 N	10 Nmm
.018 x .025 TSB	2,4 N	1,1 N	22 Nmm	3,1 N	15 Nmm
.016 x .022 Stahl mit Loop	3,0 N	2,0 N	37 Nmm	3,5 N	8 Nmm
.016 x .022 Stahl ohne Loop	2,7 N	2,0 N	52 Nmm	3,2 N	15 Nmm

Tab. 4: Kräfte und Momente der vermessenen Bögen am Sensor 1 (Frontsegment) und Sensor 2 (Molarensegment) bei einer Torqueaktivierung von 30°. Fx Sensor 1 = protrudierende Kraft, Fz Sensor 1 = extrudierende Kraft, My Sensor 1 = palatinaler Wurzeltorque, Fx Sensor 2= mesialisierende Kraft, My Sensor 2 negativ = distal kippendes Moment für die Molaren, My positiv = mesial kippendes Moment für die Molaren.

eher zu resorptiven Vorgängen im Bereich der Wurzel führen. Auch der Vergleich der Momentgröße zwischen 30° und 50° Torque verdeutlicht die Nachteile von konventionellen Torquebögen aus Stahl (Tab. 4 u. 5). Bei Verwendung von Stahlmaterial arbeitet man letztendlich immer im Hook'schen Bereich [186]. Es war daher zu erwarten, daß das Moment mit Zunahme der Torqueaktivierung bei den Stahlbögen stärker ansteigt als bei den Torquesegmentbögen. Dies steht in Abhängigkeit von dem Plateauverhalten der pseudoelastischen Materialien. Auch hier kann der pseudoelastische Bereich genutzt werden und ermöglicht dem Behandler so einen gewissen Aktivierungsspielraum, ohne dabei in eine schädliche Überlast des Zahnes zu führen.

Hinsichtlich der übertragenen Momente hat der Stahlbogen bereits bei einem Torque von 15° (gemessen ohne Spiel) einen Wert von 20 Nmm erreicht. Die Verwendung eines Torquesegmentbogens mit derselben Dimension .016 x .022 erreicht diesen Torque erst nach einer Aktivierung von 50°. Der Torquesegmentbogen mit einer größeren Dimension .018 x .025 erzeugt ein Moment von 20 Nmm bei einer Aktivierung von ca. 25° (ohne Spiel). Bei Betrachtung der Nebeneffekte auf das Seitenzahnsegment (Tab. 4 u. 5) sind die Momente bei den Stahlbögen geringer.

Die Torquesegmentbögen zeigen hinsichtlich der Extrusion der Schneidezähne geringere Nebenwirkungen. Bei einer Torqueaktivierung von 30° kann diese extrusive Kraftkomponente um den Faktor 2 geringer sein (Tab. 4). Bei einer Torqueübertragung von 30° ist der Verankerungsbedarf für alle vermessenen Torquebögen ca. 1,5 N pro Molar. Die Extrusion der Schneidezähne kann durch einen zusätzlichen Sweep ausgeglichen werden. Für die mesialen Kraftkomponenten am Molaren ist die Anwendung eines Headgears zu empfehlen. Bezüglich der protrudierenden Kräfte im Frontbereich unterscheiden sich die Torquesegmentbögen nur geringfügig von denen der Stahlbögen (Tab. 4). Die protrusive Kraftkomponente bei Anwendung von Torquebögen ist als Nebeneffekt zu berücksichtigen und fließt in die Verankerungsplanung bei den zu behandelnden Patienten mit ein.

50 ° Aktivierung					
Bogen	**Fx Sensor 1**	**Fz Sensor 1**	**My Sensor 1**	**Fx Sensor 2**	**My Sensor 2**
.016 x .022 TSB	4,0 N	1,2 N	25 Nmm	4,4 N	20 Nmm
.017 x .025 TSB	5,0 N	2,2 N	34 Nmm	5,7 N	25 Nmm
.018 x .025 TSB	4,3 N	1,8 N	35 Nmm	5,1 N	20 Nmm
.016 x .022 Stahl mit Loop	4,9 N	2,5 N	63 Nmm	5,5 N	12 Nmm
.016 x .022 Stahl ohne Loop	4,7N	3,1 N	85 Nmm	5,3 N	10 Nmm

Tab. 5: Kräfte und Momente der vermessenen Bögen am Sensor 1 (Frontsegment) und Sensor 2 (Molarensegment) bei einer Torqueaktivierung von 50°. Fx Sensor 1 = protrudierende Kraft, Fz Sensor 1 = extrudierende Kraft, My Sensor 1 = palatinaler Wurzeltorque, Fx Sensor = mesialisierende Kraft, My Sensor 2 negativ = distal kippendes Moment für die Molaren, My positiv = mesial kippendes Moment für die Molaren.

11.5. Anwendung des Torquesegmentbogens in der Multibandtherapie

Der Torquesegmentbogen[1] steht dem Behandler in drei unterschiedlichen Dimensionen zur Verfügung. Der superelastische Frontteil des Torquesegmentbogens (TSB) kann die Dimensionen .016 x .022, .017 x .025 und .018 x .025 beinhalten. Das superelastische Segment, die vier Schneidezähne umfassend, ist mit einem einprogrammierten Torque von 30° bzw. 45° versehen. In Abhängigkeit von der jeweilig verwendeten Technik, .018er bzw. .022er Technik, sind die unterschiedlichen Dimensionen und vorprogrammierten Torquewerte anzuwenden.

Bei Anwendung des Torquesegmentbogens und einer .018er Technik sind folgende Faktoren zu berücksichtigen:
Durch die relativ geringe Kantenverrundung des superelastischen Frontsegmentes des Torquesegmentbogens muß bei Anwendung einer .018er Technik mit einem Torqueverlust der Brackets zwischen 8° und 15° gerechnet werden. Bei Verwendung von Standard-Edgewise-Brackets ist daher ein .016 x .022 Torquesegmentbogen empfehlenswert mit einem Frontzahntorque von 45°. Bei Verwendung von Straight-Wire-Brackets im .018er System ist mit gleichem Torqueverlust zu rechnen, jedoch enthalten die Brackets der Schneidezähne bereits einen Torque, der zwischen 10° und 22° betragen kann. Bei der Straight-Wire-Technik mit einem .018er System ist unter diesem Aspekt die Verwendung eines um 30° vorgetorqueten superelastischen Frontzahnbogens empfehlenswert. Auch ein 45° getorqueter Torquesegmentbogen kann bei einem Straight-Wire-System Anwendung finden, da mit moderaten Kräften und Momente zu rechnen ist. Es muß jedoch darauf hingewiesen werden, daß bei unzuverlässigen Patienten die Schneidezähne einen zu starken Torque aufweisen können.

Bei Anwendung des Torquesegmentbogens und einer .022er Technik sind folgende Faktoren bei der Behandlung der Patienten zu berücksichtigen:
Für die .022er Technik stehen Bogendimensionen der Größen .017 x .025 und .018 x .025 zur Verfügung. Beide Bogendimensionen beinhalten einen vorgetorqueten superelastischen Anteil von 30° oder 45°. Bei einer Bogendimension von .017 x .025 ist ein Torqueverlust von 14° – 27° zu erwarten. Bei einem .018 x .025er Bogen liegt der Torqueverlust

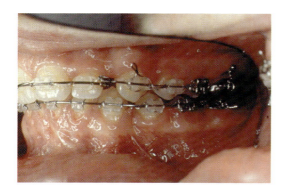

Abb. 135: Ein Torquesegmentbogen im Munde des Patienten. Das Klemmteil befindet sich mesial der Eckzahnbrackets. in dem Stahlteil des Torquesegmentbogens sind Biegungen erster, zweiter und dritter Ordnung eingegeben.

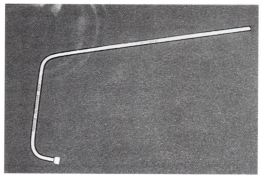

Abb. 136: Torqueschlüssel[1] für die .018er bzw. .022er Technik. Der Torqueschlüssel wird zur Überprüfung des Torques in den Slot des Schneidezahnbrackets eingefügt.

[1] Forestadent

zwischen 12° und 25°. Bei Anwendung der Standard-Edgewise-Technik empfiehlt sich die Anwendung des Torquesegmentbogens mit einem Torque von 45°. Bei der Straight-Wire-Technik ist bei Anwendung der genannten Bogendimensionen aufgrund des Torques im Bracket ein Torquesegmentbogen auszuwählen mit einem Torque von 30°. Bei besonders steil stehenden Schneidezähnen sollte in Kombination mit Straight-Wire-Brackets möglichst auf eine Bogendimension von .017 x .025 oder .018 x .025 mit einem Vortorque von 30° zurückgegriffen werden. Durch die Verwendung eines pseudoelastischen Materials bei den Torquesegmentbögen ist auch bei der Anwendung eines um 45° getorqueten Frontzahnsegmentes in Kombination mit einer Straight-Wire-Technik nur in Ausnahmefällen mit Überlastung zu rechnen. Bei einem Vortorque von 45° ist jedoch darauf zu achten, daß die Patienten in regelmäßigen Abständen kontrolliert werden, damit die Schneidezähne nicht übertorquet werden.

Der in seiner Grundform fertig gelieferte Torquesegmentbogen[1] muß individuell dem zu behandelnden Patienten angepaßt werden (Abb. 135). Der superelastische Frontteil ist initial noch frei verschieblich. Er kann somit in seiner Ausdehnung dem jeweiligen Patienten individuell angepaßt werden. Anschließend

wird mit einer Weingart-Zange durch Crimpen das superelastische Segment mit dem Stahlsegment fest verbunden. Das Crimpen ist ausreichend, um genügend Festigkeit zwischen den beiden Segmenten zu erzielen. Der Bogen muß nun in den Seitenzahnbereichen, im Stahlsegment, bearbeitet werden. Neben Biegungen erster Ordnung, Bogenkonturierung, sind in vielen Fällen auch bei Verwendung einer Straight-Wire-Apparatur Biegungen zweiter und dritter Ordnung erforderlich. Bezüglich der Biegungen zweiter Ordnung in Form eines Sweeps wird der Torquesegmentbogen patientenspezifisch bearbeitet. Da durch den Torque vertikale Kräfte entstehen, ist der Sweep nahezu immer obligat. Biegungen dritter Ordnung im Seitenzahnsegment in Form eines progressiven Seitenzahntorques können ebenfalls in Abhängigkeit von den dentalen Gegebenheiten der zu behandelnden Patienten eingebogen werden.

Um bei den jeweiligen Kontrollterminen der Patienten den übertragenen Torque und die Frontzahnstellung überprüfen zu können, wurde ein Torqueschlüssel[1] [192] entwickelt, der in den Slot des Frontzahnbrackets gesetzt werden kann (Abb. 136). Die Erstellung von Fernröntgenseitenbildern zur Kontrolle der Achsenstellung der Inzisiven entfällt damit und reduziert so erheblich die Strahlenbela-

[1] Forestadent

Abb. 137: Der Torque der Schneidezähne wird bezüglich der Okklusionsebene beurteilt. Der Torque eines Schneidezahnes entspricht dem Winkel zwischen einer Tangente an die Labialfläche der Schneidekante und einer Senkrechten zur Okklusionsebene.

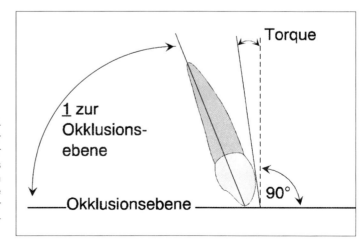

stung bei den zu behandelnden Patienten. Für die Anwendung eines .018er und .022er Slotsystems stehen zwei verschiedene Torqueschlüssel zur Verfügung. Der Torqueschlüssel ermöglicht es, die Position der Schneidezähne bezüglich einer gewählten Ebene (Okklusionsebene) zu beurteilen (Abb. 137).

In Abhängigkeit von dem verwendeten Bracketsystem und damit bereits integrierten Torque, sind die bereits vorhandenen Torquewerte im Bracketsystem mitzuberücksichtigen.

Drei Positionen des Torqueschlüssels sind dabei zu unterscheiden:

1. Kraniale Lage des Torqueschlüssels zur Okklusionsebene (Abb. 138):
Eine kraniale Position des Torqueschlüssels zur Okklusionsebene ist gleichbedeutend mit einem Steilstand der Inzisiven. Unabhängig davon, ob eine Straight-Wire-Apparatur oder eine Edgewise-Technik verwendet wird, ist ein zusätzlicher Torque erforderlich. Wurde bereits

ein Torquesegmentbogen eingegliedert und der Patient zeigt bei seinem Kontrolltermin diese Lage des Torqueschlüssels, so bedeutet dies für den Behandler, daß der Torquesegmentbogen noch nicht entfernt werden kann.

2. Der Torqueschlüssel liegt parallel zur Okklusionsebene (Abb. 139):
Liegt der Torqueschlüssel parallel zur Okklusionsebene, ist

a: bei Verwendung eines Straight-Wire-Systems der vorprogrammierte Torque im Bracket erreicht und der Torquesegmentbogen kann nun bei dem Patienten entfernt werden.

b: Bei Verwendung eines Edgewise-Systems der gewünschte Torque noch nicht vollständig erreicht, da dieses System keinen Torque im Bracket beinhaltet. Der Torquesegmentbogen ist bei Verwendung dieses Systems in diesem Stadium noch nicht zu entfernen.

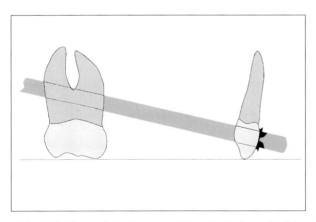
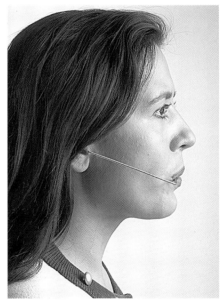

Abb. 138: Eingesetzter Torqueschlüssel bei einem Steilstand der Oberkieferinzisiven. Der Torqueschlüssel zeigt nach kranial. Unabhängig vom verwendeten Bracketsystem ist eine zusätzliche Torqueapplikation notwendig.

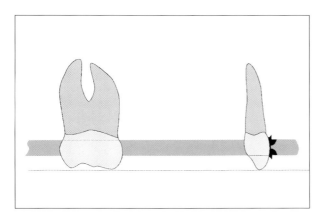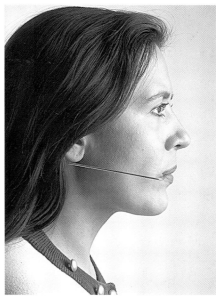

Abb. 139: Parallele Lokalisation des Torqueschlüssels zur Okklusionsebene. In Abhängigkeit von dem jeweiligen Bracketsystem ist eine korrekte Schneidezahnstellung erreicht (Straight-Wire-Technik) bzw. muß noch zusätzlich getorquet werden (Edgewise-Technik).

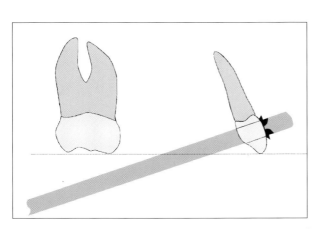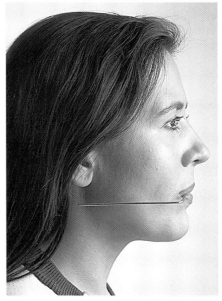

Abb. 140: Kaudale Lokalisation des Torqueschlüssels zur Okklusionsebene. Bei Anwendung eines Standard-Edgewise-Bracket zeigt der Torqueschlüssel den Torque der Schneidezähne zur Okklusionsebene an. Bei einem Straight-Wire-System wäre in diesem Fall der Schneidezahn bereits übertorquet.

3. Der Torqueschlüssel liegt kaudal zur Okklusionsebene (Abb. 140):
Auch bei dieser Position des Torqueschlüssels kaudal zur Okklusionsebene erfolgt eine unterschiedliche Einstufung der Achsenstellung des Schneidezahnes in Abhängigkeit von dem jeweilig verwendeten Bracketsystem:

a: Bei Anwendung einer Straight-Wire-Apparatur ist bei einer kaudalen Lage des Torqueschlüssels zur Okklusionsebene der Schneidezahn bereits mehr getorquet als dies dem Torque im Bracket entspricht. Der Zahn ist demnach übertorquet. Es ist daher wichtig, bei Anwendung des Torquesegmentbogens bei jeder Kontrollsitzung mit dem Torqueschlüssel die Position des Schneidezahnes zu überprüfen, damit rechtzeitig auf andere Bögen umgestellt werden kann.

b: Bei Anwendung einer Edgewise-Technik und kaudaler Lage des Torqueschlüssels zur Okklusionsebene zeigt der Torqueschlüssel den Torque der Schneidezähne zur Okklusionsebene an. Ist der gewünschte Torque erreicht, ist der Torquesegmentbogen zu entfernen, und es kann mit konventionellen Bögen weitergearbeitet werden.

11.5.1. Klinische Studie behandelter Patienten

In einer klinischen Studie wurden 24 Patienten, die während einer Multibandbehandlung einen Torquesegmentbogen erhielten, nachuntersucht. Die Beurteilung der Behandlungsresultate erfolgte durch Fernröntgenseitenbilder und Panoramaaufnahmen. Jeweils am Anfang und am Ende der aktiven Behandlung erfolgten Einzelaufnahmen in der Paralleltechnik. Die durchschnittliche Behandlungszeit mit dem Torquesegmentbogen betrug 5,29 Monate. Alle Fernröntgenseitenbilder wurden auf einem grafischen Tablett ausgewertet. Die Überprüfung der Achsenstellung der Inzisiven erfolgte zu den Bezugsebenen NA, NSL und OCP. Das Alter der Patienten lag zwischen 11 und 30 Jahren, da der Torquesegmentbogen sowohl bei der Behandlung Jugendlicher als auch bei der Behandlung Erwachsener eingesetzt wurde. In Abhängigkeit von der tatsächlichen Slotweite der Brackets, dem Torque der Schneidezähne, dem verwendeten Torquesegmentbogen, dem Torqueverlust im Bracket und letztendlich der Stellung der Schneidezähne zur Okklusionsebene lag der übertragene Torque zwischen 10 und 20 Nmm.
Die statistische Auswertung der Differenzen erfolgte mit dem Wilcoxon-Signed-Rank-Test für gepaarte Gruppen. Die individuelle Reaktion und die Ausgangsbedingungen lassen naturgemäß eine hohe Standardabweichung erwarten.

11.5.2. Ergebnisse

Die Ergebnisse der statistischen Auswertung sind in Tabelle 6 dargestellt.
Über den gesamten Behandlungszeitraum mit dem Torquesegmentbogen änderte sich der Winkel 1 NA um 11,34°. Damit beträgt die monatliche Änderung 2,34°. Wie zu erwarten liegt bei den festgestellten Änderungen eine nicht unerhebliche Standardabweichung vor. Dieser zu erwartende Effekt ist natürlich in Abhängigkeit von den Ausgangsbedingungen, der Behandlungsmechanik und den individuellen Gegebenheiten der Patienten zu betrachten. Der Winkel 1 NSL vergrößerte sich ebenfalls über die gesamte Behandlungszeit um 10,25°, welches einer monatlichen Änderung von 2,08° entspricht. Gleichzeitig verringerte sich 1 OCP um durchschnittlich –9,05°. Dies entspricht einer monatlichen Änderung von –1,84°.
Der größte Wert bezüglich der Änderung der Schneidezahnachse fand sich bei einer Patientin, bei der 1 NA bzw. 1 NSL sich um mehr als 20° innerhalb einer fünfmonatigen Behandlungszeit vergrößerte. Dies entspricht bei dieser Patientin einer monatlichen Änderung von 5,5 – 6°. Das Minimum an Torqueeffekt lag bei 5,5°. Dies entspricht einer monatlichen Änderung von ca. 1°. Im Mittel kann der Behandler mit einer Torqueänderung von 2 – 2,3° pro Monat rechnen.
Bei der 30-jährigen Patientin F. M. (Abb. 141a u. b) zeigt sich eine einseitige Klasse II Okklu-

N = 24

Behandlungszeit

	Gesamt			pro Monat			Signifikanz
	$\bar{X}$	s	$\tilde{X}$	$\bar{X}$	s	$\tilde{X}$	
1 NA	11,34 $\pm$ 5,80		11	2,34 $\pm$ 1,54		2,06	1 %
1 NSL	10,25 $\pm$ 5,74		9	2,08 $\pm$ 1,42		1,81	1 %
1 OCP	9,05 $\pm$ 4,89		−8	−1,84 $\pm$ 1,18		−1,72	1 %

Tab. 6: Durchschnittliche Änderung der Achsenstellung der Inzisiven, die mit dem Torquesegmentbogen behandelt wurden, über die gesamte Behandlungszeit (5,29 Monate) und pro Monat.

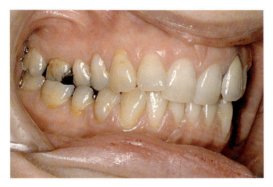
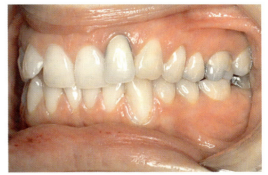

Abb. 141a u. b: Klinischer Befund der Patientin F. M. zu Beginn der kieferorthopädischen Behandlung. Neben einer einseitigen distalen Molarenrelation ist der Steilstand der 1er im Oberkiefer auffällig.

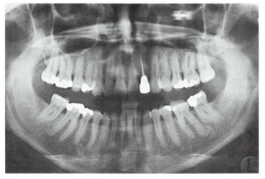
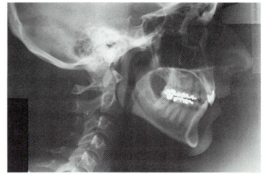

Abb. 142 a u. b: Orthopantomogramm und Fernröntgenseitenbild der Patientin F. M. vor der Behandlung mit dem Torquesegmentbogen.

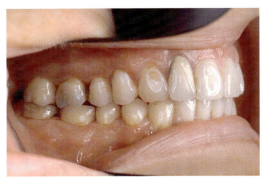 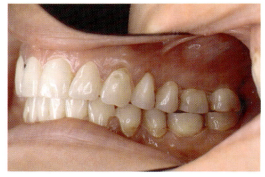

Abb. 143a u. b: Patientin F. M. nach erfolgter Multibandtherapie und Behandlung mit dem Torquesegmentbogen. Eine neutrale Molarenrelation und eine deutlich verbesserte Achsenstellung der Inzisiven im Oberkiefer konnten erzielt werden

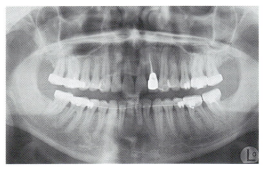 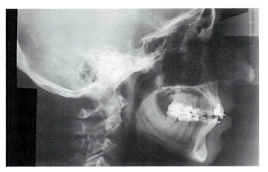

Abb. 144a u. b: Orthopantomogramm und Fernröntgenseitenbild der Patientin F. M. nach Anwendung des Torquesegmentbogens.

sion mit starker Inversion der zentralen Inzisivi im Oberkiefer (Abb. 142b). Aufgrund der asymmetrischen Molarenverhältnisse wurde initial mit einem asymmetrischen Headgear [103, 188,240] eine neutrale Molarenrelation eingestellt. Anschließend erfolgte die Korrektur der zentralen Oberkieferschneidezahnachsen mit dem Torquesegmentbogen. Im Anschluß daran wurden die restlichen Zähne bebändert und die Zahnbögen ausgeformt (Abb. 143a u. b). Während der aktiven Behandlungsphase mit dem Torquesegmentbogen konnte die Inklination der Schneidezähne von $\underline{1}$NA = −2° auf +12,5° und $\underline{1}$NSL von 82,5° auf 95,5° vergrößert werden (Abb. 142b, 144b, 145).

Die Behandlungszeit der Patientin F. M. betrug 5 Monate. Die Röntgenaufnahmen am Anfang und am Ende der Behandlung lassen keine Resorptionen erkennen (Abb. 142a u. 144a).

Bei dem Patienten O. M. wurde der Torquesegmentbogen nach erfolgter Prämolarenextraktion zur korrekten Einstellung der Oberkiefer-Schneidezahnachsen eingesetzt. Abbildung 146 zeigt den klinischen Befund des Patienten zu Beginn der Therapie mit dem Torquesegmentbogen. Da der Patient einen knappen Überbiß bei bestehendem vertikalen Schädelaufbau aufweist, konnte der Nebeneffekt des Torques zur Bißvertiefung genutzt werden (Abb. 147). Entsprechend wurde auf Biegungen 2. Ordnung verzichtet. Nach erfolgter Multibandtherapie konnte mit den durchgeführten orthodontischen Maßnahmen die Schneidezahnposition sowohl sagittal als auch vertikal

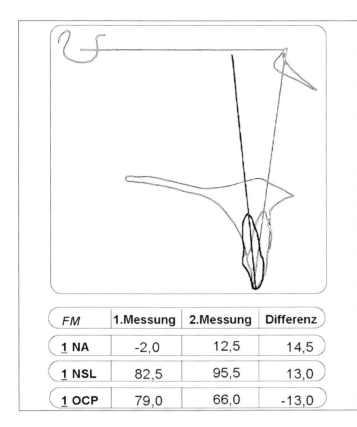

FM	1.Messung	2.Messung	Differenz
1 NA	-2,0	12,5	14,5
1 NSL	82,5	95,5	13,0
1 OCP	79,0	66,0	-13,0

Abb. 145: Durchzeichnung der erzielten Torqueveränderung bei der Patientin F. M. und erstellte fernröntgenologische Daten zu Beginn und am Ende der aktiven Behandlung mit dem Torquesegmentbogen bei der Patientin F. M.

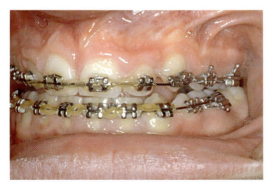

Abb. 146: Klinischer Befund des Patienten O. M. nach Einsetzen des Torquesegmentbogens.

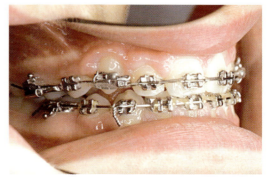

Abb. 147: Nach zweimonatiger Therapie mit dem Torquesegmentbogen ist bei dem Patienten O. M. eine deutliche Verbesserung der Schneidezahnposition erreicht.

127

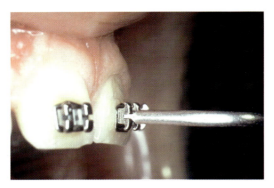

Abb. 148a: Eingesetzter Torqueschlüssel in den Bracketslot des Patienten O. M..

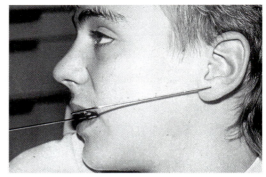

Abb. 148b: Kontrolle des übertragenen Torques mit dem Torqueschlüssel bei dem Patienten O. M.. Der Torqueschlüssel liegt parallel zur Okklusionsebene. Da hier ein Straight-Wire-System verwendet wurde, ist zu diesem Zeitpunkt der Torque erreicht und eine korrekte Achsenstellung des Schneidezahnes erzielt. Der Torquesegmentbogen kann damit bei diesem Patienten entfernt werden.

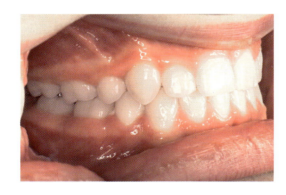

Abb. 149: Klinischer Befund des Patienten O. M. nach Multiband- und Positionertherapie mit dem Elasto-KFO-Konzept nach Sander.

richtig eingestellt werden (Abb. 147 u. 148a u. b). Eine gesicherte Neutralverzahnung wurde erreicht. Die Einstellung der vertikalen Eckzahnposition erfolgte bewußt erst im Artikulator nach Registrierung, unter Anwendung des Elasto-KFO-Konzeptes nach Sander [189] (Abb. 149).

Für den Torquesegmentbogen ergeben sich nach Darstellung der Fallbeispiele folgende Indikationen:

1. Angle Klasse II/2.
2. Steilstand der Oberkieferinzisiven nach erfolgter systematischer Extraktionstherapie.
3. Körperliche Retraktion des Frontsegmentes nach erfolgter Extraktionstherapie.
4. Körperliche Retraktion des Frontsegmentes nach Headgeartherapie bei Nichtextraktionsfällen.
5. Korrektur der Achsenstellung der Inzisiven bei Erwachsenen.

11.5.3. Diskussion

Durch die erstmalige Kombination eines pseudoelastischen Materials für die Einstellung des Frontzahntorques und einem Stahlmaterial im Seitenzahnbereich können Resorptionen insbesondere beim Torque der Frontzähne über einen großen Bereich vermieden bzw. radiologisch gesehen gering gehalten werden. Dies ist sicherlich dadurch zu begründen, daß im Vergleich zu Stahl, Nickel-Titan-Legierungen ein niedriges E-Modul haben und durch den plastischen Bereich moderate Momente auf die Frontzähne übertragen werden. Durch die Herstellung der Torquesegmentbögen in den Dimensionen .016 x .022, .017 x .025 und .018 x .025 mit einem vorprogrammierten Torque von 30° bzw. 45° des superelastischen Segmentes können die Bögen bei allen Slotdimensionen und bei vorgetorqueten Brackets Anwendung finden. Durch den großen Arbeitsbereich der Torquesegmentbögen werden Variationen der herstellungsbedingten Slotweite, der Kantenverrundung der Torquesegmentbögen, die unterschiedliche Torqueneigung der Schneidezahnbrackets und die abweichenden Verhältnisse der Schneidezähne zur Okklusionsebene nahezu ausgeglichen. Bei allen Patienten lagen die Torquewerte zwischen 10 und 20 Nmm. Ein realistischer Vergleich ergibt sich erst im Vergleich zum Stahlbogen der Dimension .016 x .022. Unberücksichtigt von dem Spiel des Stahlbogens erreicht dieser bereits nach einer Aktivierung von 10° einen Torque von 20 Nmm. Unabhängig davon, daß das exakte Einbiegen eines Frontzahntorques eine äußerts präzise Justage erfordert, zeigt der Stahlbogen bei einem Torque von 40° ein um das Vierfache oder höheres Drehmoment auf die Schneidezähne im Vergleich zu den Torquesegmentbögen.

Bei Verwendung von Stahlbögen ist ein Vorgehen in 10°- Schritten zu empfehlen. Eine wiederholte Justage des Stahlbogens ist damit erforderlich. Dies ist bei den Torquesegmentbögen nicht erforderlich. Es muß jedoch darauf hingewiesen werden, daß aufgrund der individuellen Unterschiede bei den Patienten, der Erfolg der Torqueübertragung monatlich mit einem Torqueschlüssel nachkontrolliert werden muß. Bei unzuverlässigen Patienten, die die Kontrolltermine nicht einhalten, sowie bei fehlender Nachkontrolle mit dem Torqueschlüssel durch den Behandler kann die Anwendung des Torquesegmentbogens problematisch sein. Bei einer regelmäßigen Nachkontrolle des übertragenen Torques ist der Torquesegmentbogen ein probates Mittel, um einen Torque auf die Frontzähne zu übertragen bzw. die gesamte Front körperlich zu retrahieren. Erste röntgenologische Kontrollen der mit dem Torquesegmentbogen behandelten Patienten zeigen keine bzw. nur geringe Resorptionen auf. Patienten, bei denen ein großer Torque und gleichzeitig größere Intrusionsbewegungen durchgeführt wurden, können zum Teil als Problempatienten betrachtet werden. Bei diesen Patienten scheint eine gewisse Abfolge der Bewegungen ratsamer zu sein. In bezug auf die Momentgröße für die Frontzähne gibt es bis heute keine gesicherten Untersuchungen. Nach der hier durchgeführten Untersuchung scheint jedoch ein Moment zwischen 10 und 20 Nmm günstig zu sein. Als kritisch einzustufen sind jedoch sicherlich Momente von bis zu 80 Nmm, wie sie bei einem Stahlbogen .016 x .022 und einem Torque von 40° auftreten. Konventionelle Torquemechaniken sind demnach neu zu überdenken und in ihrer Handhabung zu modifizieren.

11.5.4. Frontzahnretraktion

Bei der Retraktion der Frontzähne ist neben einer distalisierend wirkenden Kraft auch ein von der Kraft abhängiger Torque auf die Inzisiven zu applizieren. Trotz der verschiedenen Behandlungssysteme, ist in der Regel bei der Retraktion der Schneidezähne ein zusätzlicher Torque notwendig. Ein M/F-Verhältnis von 10:1 bzw. 12:1 für die Retrakation der Inzisiven ist anzustreben. Um eine bessere Kontrolle der Nebeneffekte von Retraktions- bzw. Torquemechaniken zu realisieren, werden segmentierte Bögen eingesetzt [19,24,34,54,83]. Ziel dieser Systeme ist die Anwendung von definierten Kräften und Momenten, damit eine kontrollierte Bewegung durchgeführt werden kann. Durch die segmentierte Vorgehensweise werden Nebeneffekte und Kraftverteilung überschaubarer [46,49]. Bei bisherigen Retraktionssystemen ist aufgrund des Drahtmaterials Stahl oder Elgiloy über einen größeren Aktivierungsbereich kein konstantes M/F-Verhältnis zu realisieren.

Compound-Retraktionsbogen:
Dieses neu entwickelte Retraktionssystem besteht aus einem Torquesegmentbogen, einem aufgecrimpten Power-Hook und superelastischen Zugfedern zur Erzeugung der distalisierenden Kraftkomponente [241]. Bei einer segmentierten Vorgehensweise werden die Seitenzahnsegmente über Teilbögen stabilisiert. Der superelastische Teil des Compound-Retraktionsbogens ist in die Frontzahnbrackets einligiert, die beiden Stahlsegmente werden distal in das Hilfsröhrchen des Molarenattachments eingeführt. Eine SE-Zugfeder wird von dem Power-Hook des Compound-Retraktionsbogens zum Molarenattachment eingesetzt. Wird der Compound-Retraktionsbogen nicht segmentiert, sondern als durchgehender Bogen angewendet, sind runde Stahlseitenzahnsegmente zu empfehlen. Es ist ebenfalls vorstell-

bar, bei Anwendung des Compound-Retraktionsbogens mit rechtangulären Stahlseitenteilen diese in ihrer Dimension durch Elektropolitur zu reduzieren. In diesen Fällen ist jedoch darauf zu achten, daß verwendete Stahlligaturen im Seitenzahnbereich mittels einer Weingart-Zange komprimiert werden, um ein Gleiten des Bogens im Slot nach distal zu ermöglichen. Für den Compound-Retraktionsbogen eignet sich ein superelastisches Frontsegment der Dimension .017 x .025 mit einem Vortorque von 45° bzw. 30°. Das übertragene Moment auf die Schneidezähne beträgt hier 10 Nmm (Abb. 151a).

Das für den auszuübenden Frontzahntorque notwendige Moment (M_y) ist in einem Bereich zwischen 15° und 35° konstant. Bei Anwendung des Compound-Retraktionsbogens ist mit einer Extrusionskomponente am Frontsegment von ca. 1 N zu rechnen (Abb. 151b).

Für die distalisierende Kraftkomponente bei dem Compound-Retraktionsbogen sind Zugfedern auszuwählen, die zusammen ca. 2 N Kraft erzeugen. Bei durchgeführten Zugversuchen (Kapitel 7) zeigte sich, daß für diese Aufgabe die SE-Zugfeder light[1,2] geeignet ist. Diese SE-Zugfeder weist ein außerordentlich gutes Plateauverhalten über einen Bereich von

[1] GAC
[2] Forestadent

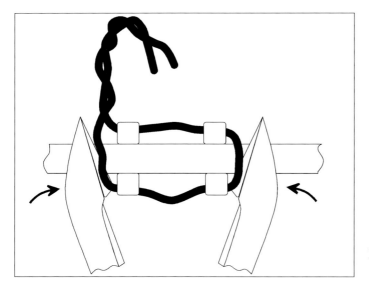

Abb. 150 : Kompression der Ligatur mit einer Weingart-Zange zur Reduktion der Friktion.

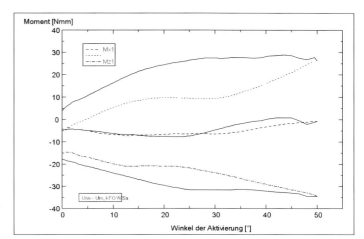

Abb. 151a: Momente des Compound-Retraktionsbogens .017 x .025 mit einem Frontzahntorque von 45°. Darstellung der Momente (Mx, My und Mz) gemessen am superelastischen Frontsegment.

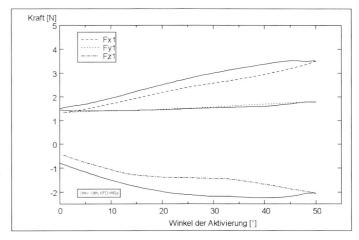

Abb. 151b: Auftretende Kräfte des Compound-Retraktionsbogens .017 x .025 mit einem Frontzahntorque von 45°. Darstellung der Kräfte (Fx, Fy und Fz) gemessen am superelastischen Frontsegment. Fz = vertikale Kraftkomponente.

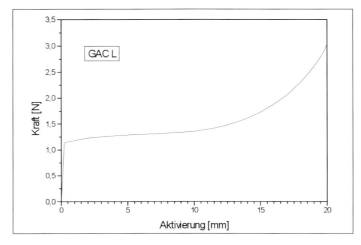

Abb. 152: Kraft-/Wegdiagramm der Zugfeder light (GAC) bei einer Gesamtaktivierung von 20 mm.

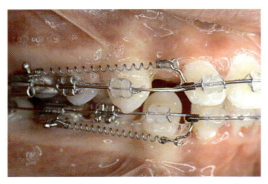 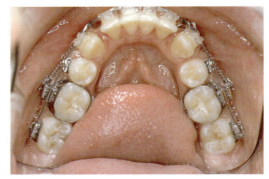

Abb. 153a u. b: Klinische Anwendung des Compound-Retraktionsbogens. Die Torquewirkung ensteht über den superelastischen vorgetorqueten Anteil des Torquesegmentbogens, die retrahierende Kraft über superelastische Zugfedern, die an einem auf den Torquesegmentbogen aufgecrimpten Power-Hook eingehängt werden. Nach erfolgter Extraktionstherapie mußte bei dem Patienten H. T. ein Restlückenschluß durch Retraktion der Inzisiven im Oberkiefer und Unterkiefer erfolgen. Zur Reduktion der Friktion im Seitenzahnbereich wurden die Ligaturen komprimiert und die Stahlsegmente abgerundet bzw. elektropoliert.

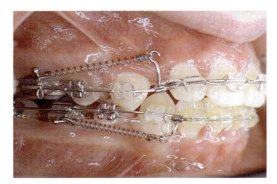 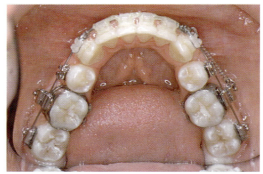

Abb. 153c u. d: Der klinische Befund des Patienten H. T. zeigt nach sechswöchiger Therapie mit dem Compound-Retraktionsbogen eine Retraktion der Oberkiefer- und Unterkieferfront, die im Unterkiefer bereits zum vollständigen Lückenschluß führte. Der Compound-Retraktionsbogen kann damit im Unterkiefer entfernt und ein Stahlbogen eingegliedert werden. Im Oberkiefer bleibt der Compound-Retraktionsbogen bestehen. Eine Nachaktivierung ist nicht erforderlich.

11 mm bei einer Gesamtaktivierung von 20 mm auf (Abb. 152).

Bei Anwendung der in Abbildung 152 dargestellten Zugfedern bleibt die distalisierende Kraftkomponente während der gesamten Frontzahnretraktion konstant, da das Plateau bei dieser Zugfeder ausgeprägt ist. Durch den superelastischen Anteil des Compound-Retraktionsbogens bleibt ein nahezu konstantes Drehmoment während der Retraktion der Inzisiven bestehen. Die beiden pseudoelastischen

Retraktionsfedern mit zusammen 2 N Kraft erzeugen über die 5 mm hohen Klemmhäkchen ein zusätzliches Drehmoment von 10 Nmm. Damit wirkt auf die Front ein resultierendes Moment von 20 Nmm bei einer retrahierenden Kraft von 2 N. Das sich dabei ergebende M/F-Verhältnis beträgt 10.

Die klinische Anwendung des Compound-Retraktionsbogens ist in Abb. 153a – d dargestellt.

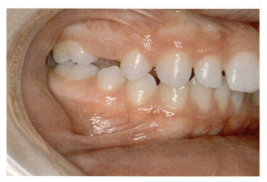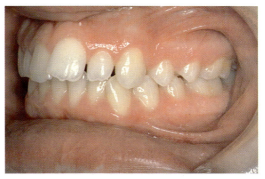

Abb. 154a und b : Klinischer Befund der Patientin M. K. zu Behandlungsbeginn. Molaren und Eckzähne müssen initial distalisiert und anschließend die vergrößerte sagittale Frontzahnstufe korrigiert werden.

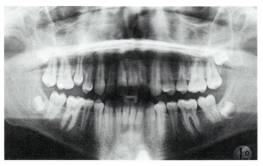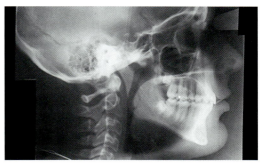

Abb. 155a u. b: Orthopantomogramm und FRS der Patientin M. K. zu Beginn der Therapie mit dem Compound-Retraktionsbogen.

Bezüglich des M/F-Verhältnisses zeigen Untersuchungen von Gjessing bei dem PG-Universal-Retraktionssystem bei einer Aktivierung von 1,7 mm ein M/F-Verhältnis von 8 [83]. Erst bei abnehmender Kraft wird bei diesem System ein geeignetes Moment auf die Schneidezähne übertragen. Nur bei einem ganz bestimmten Punkt der Aktivierung ist ein günstiges M/F-Verhältnis zu erwarten. Die Justage eines solchen Systems ist damit erheblich schwieriger, da von dem Behandler eine Justage im Zehntel-Millimeter-Bereich erfolgen muß. Bei dem Compound-Retraktionsbogen ist eine Nachaktivierung während der gesamten Retraktion der Front nicht erforderlich. Lediglich eine Kontrolle des applizierten Torques in Abhängigkeit von dem gewählten Bracket-system muß durch den Behandler mit dem Torqueschlüssel kontrolliert werden.

Bei der Patientin M. K. wurden mit dem Compound-Retraktionsbogen die Frontzähne im Oberkiefer körperlich retrahiert. Der klinische Befund vor der Multibandtherapie zeigt die Behandlungssituation (Abb. 154a u. 154b). Nach der Multibandbehandlung konnte eine korrekte Frontzahnstellung erzielt werden (Abb. 156a u. 156b). Die kephalometrischen Aufnahmen und Daten zeigen die körperliche Retrusion der Front und den geringen zusätzlichen Torqueeffekt (Abb. 155b, 157b u. 158). Abbildung 155a und 157a zeigt das Orthopantomogramm derselben Patientin vor und nach erfolgter Multibandtherapie.

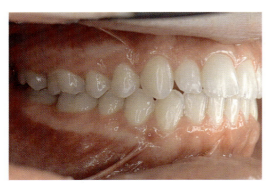 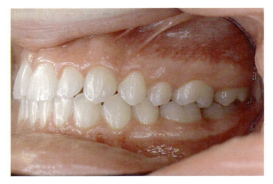

Abb. 156 a u. b: Klinischer Befund der Patientin M. K. nach der Multibandbehandlung und Anwendung des Compound-Retraktionsbogens. Die Frontzähne konnten körperlich retrahiert und ein Lückenschluß erzielt werden. Nach Abschluß der Retention besteht eine neutrale Molaren- und Eckzahnrelation.

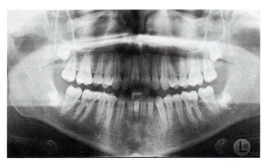 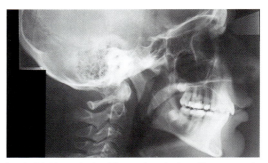

Abb. 157a u. b: Orthopantomogramm und FRS der Patientin M. K. nach der Therapie mit dem Compound-Retraktionsbogen.

11.6. Retraktionsfeder für die Eckzahndistalisation

Für die Distalisation der Eckzähne entstehen zwei verschiedene Verfahren in Konkurrenz zueinander:
1. Die bogengeführte Eckzahnretraktion.
2. Die Retraktion der Eckzähne durch Segmentbögen.

Beide Vorgehensweisen haben ihre Vor- und Nachteile, die patientenspezifisch abgewogen werden müssen. Für die bogengeführte Eckzahnretraktion spricht die Tatsache, daß gleichzeitig andere Behandlungsaufgaben ge- löst werden können. Alle im Rahmen der Ni-

vellierung anfallenden Aufgaben, wie Ausrotation von Zähnen, Beseitigung von Engständen und vertikale Beeinflussung verschiedener Zähne, können gleichzeitig durchgeführt werden. Als Nachteile dieser Behandlungsmaßnahmen sind jedoch folgende Punkte zu nennen:
1. Einfluß der Friktion zwischen Brackets und dem verwendeten Bogenmaterial. Damit kann ein großer Teil der angewandten Kraft unter Umständen durch die Friktion verloren gehen [69,114].
2. Bei zu dünnen und elastischen Bögen besteht die Gefahr der Distalkippung von Eckzähnen. Diese führt dann zu einer erhöhten Friktion und beeinflußt darüber hinaus sowohl die vertikale Position der Schneidezähne als auch die Lage des Prämolaren.

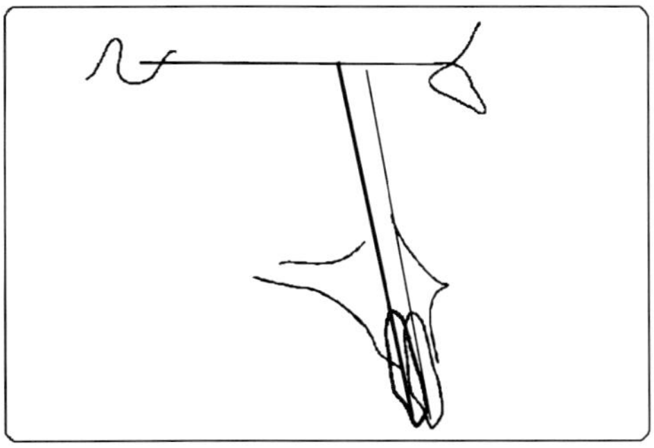

MK	1.Messung	2.Messung	Differenz
1-NA	21.0	23.0	2.0
1-NSL	100.2	101.0	0.8
1-OCP	64.0	63.0	-1.0

Abb. 158: Durchzeichnung der beiden Fernröntgenbilder und Überlagerung der Durchzeichnungen. Die körperliche Retraktion der Inzisiven wird deutlich. Fernröntgenologische Daten des zu Beginn und am Ende der Therapie erstellten Fernröntgenseitenbildes. Neben der körperlichen Retraktion konnte ein geringfügiger Torque zusätzlich erzielt werden.

3. Schlechte Rotationskontrolle bei dünnen Bogendrähten und daraus resultierende Distalrotation der Eckzähne und Außenstand der seitlichen Schneidezähne.
4. Auch bei Verwendung starrer Bögen, die weitgehend die genannten Probleme vermeiden, kann die relativ große Spanne zwischen Eckzahn und Prämolar durch Kauaktivitäten verbogen werden, so daß eine Distalisierung der Eckzähne nicht erfolgt.

Die Retraktion der Eckzähne mittels Segmentbögen zeigt folgende Vorteile:
1. Während der Retraktion des Eckzahnes benötigen die Frontzähne zunächst keine Brackets.
2. Die Mechanik ist wesentlich überschaubarer und kann als „Zweizahnsystem" in erster Näherung betrachtet werden.
3. Kräfte und Momente können unter u. U. mit klinisch akzeptablen Toleranzen eingestellt werden.
4. Die Problematik der Friktion tritt nicht auf.

Nachteilig bei Anwendung von Segmentbögen zur Retraktion der Eckzähne sind folgende Faktoren:
1. Die vorgefertigten oder selbst hergestellten

Retraktionsfedern sind oft voluminös und stören den Patienten.
2. Die Zahnreinigung ist erschwert.
3. Retraktionsfedern können die Gingiva irritieren.
4. Die einprogrammierten Kräfte und Momente sind nur für einen kleinen Bereich der Aktivierung gültig [84,195].

Dies führt bei der Retraktionsfeder nach Gjessing [82,84] dazu, daß die horizontal wirkende Kraft von 1 N auf 0,4 N zurückgeht und die intrudierende Kraft von 0,01 N auf 0,12 N zunimmt innerhalb einer Aktivierungsphase [84]. Auch die für die Feder wichtigen M/F-Verhältnisse ändern sich bei dieser Art der Distalisation. Das M/F-Verhältnis der Antikippbiegung (My/Fx) steigt von 8 auf 21 mm, das M/F-Verhältnis der Antirotationsbiegung (Mz/Fx) steigt von 5 auf 17. Bei der Anwendung von Segmentbögen kommt es damit im eigentlichen Sinne zu keiner körperlichen Bewegung über die gesamte Strecke. Bei der Verringerung der Kräfte (während einer Aktivierungsphase) erfolgt jeweils die Aufrichtung.
Bei dem Vergleich der Distalisierung mit der Retraktionsfeder nach Gjessing [82,84] und mit Elastic-Ketten am Bogen haben Ziegler und

135

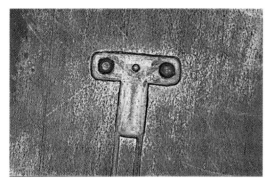

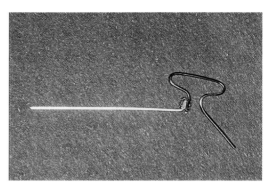

Abb. 159: Gefräste Edelstahlmatritze für die Herstellung des superelastischen Segmentes der NiTi-SE-Stahl-Retraktionsfeder.

Abb. 160: NiTi-SE-Stahl-Retraktionsfeder[1] aus .016 x .022 Titanol und .017 x .025 Stahldraht.

Ingervall [243] eine etwas schnellere und weniger distal kippende Wirkung mit der Retraktionsfeder gefunden im Gegensatz zu den verwendeten Distalisierungen der Eckzähne entlang des Bogens. Hinsichtlich der Rotationskontrolle wies die Retraktionsfeder keine Vorteile gegenüber der bogengeführten Bewegung auf. Bei dieser Untersuchung wurde für die Retraktion der Eckzähne am Bogen kein Bracket mit einem Power-Hook gewählt, bzw. die Kette wurde nicht an einer starren, apikal abgebogenen Ligatur eingehängt. Es ist daher zu erwarten, daß hinsichtlich der Distalisierungsgeschwindigkeit die Nutzung von Power-Hooks und superelastischen Zugfedern, mit ihrer gegenüber den Elastic-Ketten konstanten Kraftabgabe, erheblich bessere Resultate bringt. Als Fazit läßt sich aus dieser Untersuchung ziehen, daß beide Methoden zu entsprechend guten Resultaten führen und die Auswahl des entsprechenden Retraktionssystems patientenbezüglich erfolgen sollte.

Auch bei Anwendung eines Segmentbogensystems zur Retraktion der Eckzähne können die Vorteile von pseudoelastischen NiTi-Legierungen angewandt werden. Eine Feder aus der Kombination NiTi und Stahl wurde von Sander [187] erstmals gezeigt. Aus der Kombination von Nickel-Titan und Stahl ergeben sich wesentliche Vorteile in der Nutzung der pseudoelastischen Eigenschaften. Bourauel et al. [35] beschreiben ebenfalls die Vorteile der

Nutzung eines Retraktionssystems für die Eckzähne aus der Kombination von Nickel-Titan und Stahl. Es stellten sich daher die folgenden Fragen:
1. Welche mechanisch physikalischen Eigenschaften haben die verwendeten Retraktionsfedern?
2. Wie wirken sich diese Retraktionsfedern bei den Patienten aus?

11.6.1. Material und experimentelle Meßmethodik

Für die Herstellung der NiTi-SE-Stahl-Retraktionsfedern wurde aus Edelstahl eine Form gefräst (Abb. 159), in die jeweils ein Stück Stangentitanol eingelegt wurde.
Die Programmierung des T-Loops erfolgte in einem Ofen bei Temperaturen zwischen 380° und 510°C. Als Material wurden die Querschnitte .016 x .022, .018 x .025 verwendet. Das verwendete Stahlteil besteht aus einer .017 x .025 Drahtdimension, auf das ein Vierkantröhrchen mit den Innenmaßen .019 x .028 aufgelasert wurde. Die Verbindung zwischen der superelastischen Feder und dem Stahlsegment erfolgte durch Zusammenquetschen des Röhrchens. Die so hergestellte Retraktionsfeder (Abb. 160) wird in ein Bracket[1] mit einem vertikalen Slot eingesetzt (Abb. 161).

[1] Forestadent

136

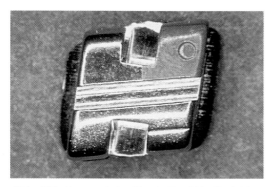

Abb. 161: Verwendetes Bracket[1] mit Vertikalslot.

[1] Forestadent

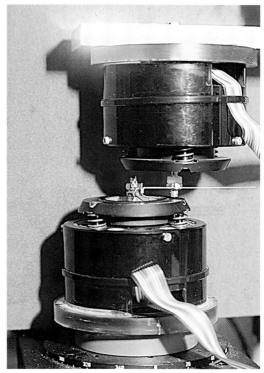

Abb. 162: Eingespannte NiTi-SE-Stahl-Retraktionsfeder an den für die Messungen verwendeten beiden elastischen Sechs-Komponenten-Meßdosen
(Typ 1).

Im Gegensatz zu dem auf die Bracketflügel auf-
geschweißten Vertikalslot nach der Burstone-
Technik besitzen diese speziellen Brackets
einen Slot zwischen der Bracketbasis und dem
Bracket selber. Der Slot hat die Maße .018 x
.025 und führt nicht zu einer Vergrößerung der
Bracketdimensionen.
Die Messungen der Kräfte und Momente dieser Federn erfolgte mit zwei elastischen Sechs-
Komponenten-Meßdosen im Wärmeschrank
bei 36,5°C ± 0,5° (Abb. 162). Je ein Sensor si-
muliert dabei den Eckzahn bzw. den Molaren.
Für die Messungen wurde der Sensor Typ 1
verwendet (Kapitel 11.1.).
Folgende Federn wurden vermessen:

1. NiTi-SE-Stahl-Retraktionsfeder.
2. Retraktionsfeder nach Gjessing.
3. TMA-Retraktionsfeder nach Burstone.

Für die Behandlung am Patienten mußte in die
mit der Edelstahlmatritze hergestellten Grundform des T-Loops der SE-Stahl-Retraktionsfeder mit dem Memory-Maker eine zusätzliche
Antikipp- und Antirotationsbiegung eingebogen werden. Der voraktivierte T-Loop besitzt
eine Antikippbiegung von ca. 45° und eine Antirotationsbiegung von 60°. Da beide Biegungen über die stromdurchflossenen Zangen erfolgten, ist hier eine größere Streubreite möglich.

137

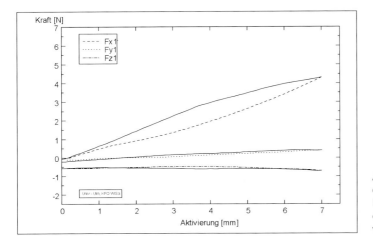

Abb. 163: Grafische Darstellung der Kräfte am Eckzahn Fx, Fy und Fz der NiTi-SE-Stahl-Retraktionsfeder bei einer Gesamtaktivierung von 7 mm.

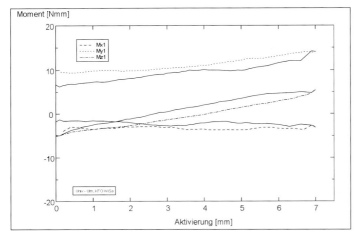

Abb. 164: NiTi-SE-Stahl-Retraktionsfeder mit eingebogener Antikippbiegung mit dem Memory-Maker von 45°. Darstellung der Momente Mx, My und Mz. Das aufrichtende Moment für den Eckzahn zur Distalbewegung der Wurzel beträgt bei dieser Federkonstruktion ca. 8 – 10 Nmm.

11.6.2. Ergebnisse

1. NiTi-SE-Stahl-Retraktionsfeder ohne Antirotationsbiegung. Bei dieser Feder ergibt sich bei einer Aktivierung von 7 mm eine distal wirkende Kraftkomponente von 4,3 N (Abb. 163).
Für die Distalisation des Eckzahnes sollte die Kraft (Fx) 1,5 N nicht übersteigen. Bei dieser Grenze kann die Feder um 3,5 mm aktiviert werden. Damit ergibt sich eine Kraft-/Aktivierungsrate von 0,43 N/mm. Da in diese Feder eine Antikippbiegung von 45° eingebogen wurde und im Stahlteil keine Biegung zweiter Ordnung zur Kompensation erfolgte, resultiert eine extrudierende Kraftkomponente für den Eckzahn in einer Größenordnung von 0,5 N (Fz) (Abb. 163). Diese extrudierende Kraft bleibt über den gesamten Aktivierungsbereich konstant. Für eine Anwendung am Patienten ist auch diese extrudierende Kraft unerwünscht und muß durch eine entsprechende Ausgleichsbiegung im Stahlteil kompensiert werden. Die auftretenden Momente, die für eine gleichzeitige Distalbewegung der Wurzeln notwendig sind (My), sind nahezu konstant bei 8 – 10 Nmm (Abb. 164).

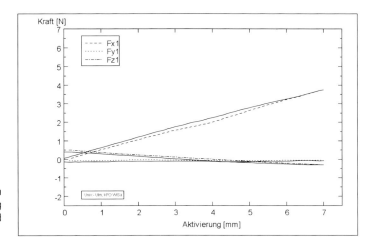

Abb. 165: Retraktionsfeder nach Gjessing. Grafische Darstellung der Kräfte am Eckzahn Fx, Fy und Fz.

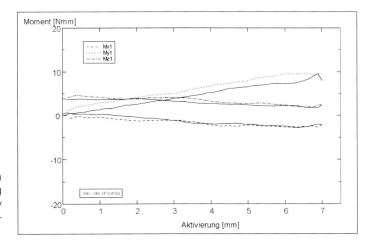

Abb. 166: Retraktionsfeder nach Gjessing. Grafische Darstellung der Momente am Eckzahn (Mx, My und Mz) bei einer Gesamtaktivierung von 7 mm.

Diese Momente sind ausreichend, um bei einem Einsatz am Patienten eine körperliche Distalisation des Zahnes zu gewährleisten. Da keine Antirotationsmomente in diese Feder eingebogen wurden, kommt es bis zu dem Aktivierungsbereich von 3,5 mm zu einer Distalrotation des Zahnes (Mz). Bei der Patientenbehandlung wird diese Feder mit einer Antirotationsbiegung von bis zu 60° eingebogen.
2. Retraktionsfeder nach Gjessing. Bei dieser Feder erfolgt nach Aktivierung von 2,5 mm eine distalisierende Kraft (Fx) von 1,5 N (Abb. 165).

Dies entspricht einer Kraft-/Aktivierungsrate von 0,6 N/mm. Die dabei auftretenden Momente (Abb. 166) zeigen keinen konstanten Verlauf. Die Momente sind vielmehr abhängig von der distal wirkenden Kraft.
3. Die TMA-Retraktionsfeder nach Burstone. Die TMA-Feder erreicht bereits nach einer Aktivierung von 1 mm die Kraft von 1,5 N (Abb. 167). Damit ergibt sich eine Kraft-/Aktivierungsrate von 1,5 N/mm.
Die bei der TMA-Retraktionsfeder auftretenden Momente (Abb. 168) können als günstig eingestuft werden. Sowohl das Antikippmoment

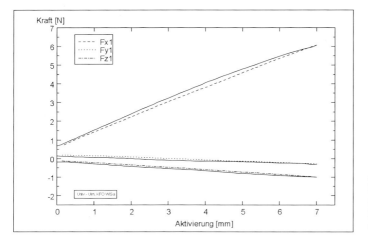

Abb. 167: Retraktionsfeder nach Burstone. Grafische Darstellung der Kräfte am Eckzahn Fx, Fy und Fz bei einer Gesamtaktivierung von 7 mm.

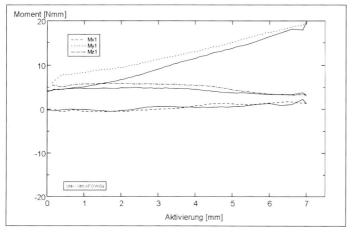

Abb. 168: TMA-Retraktionsfeder nach Burstone. Darstellung der Momente Mx, My und Mz bei einer Gesamtaktivierung von 7 mm.

(My) von ca. 7 Nmm als auch das Antirotationsmoment (Mz) mit 5 Nmm sind geeignet für den Einsatz dieser Feder am Patienten. Problematisch bei der TMA-Retraktionsfeder ist die recht hohe Kraft-/Aktivierungsrate, die jeweils eine Aktivierung um nicht mehr als 1 mm verlangt. Dieses dürfte bei der klinischen Anwendung besonders schwierig zu justieren sein.

11.6.3. Diskussion

Verglichen mit den üblichen Distalisationsfedern aus TMA-Drahtmaterial bzw. der Gjessing-Feder weist die NiTi-SE-Stahl-Retraktionsfeder bedeutende Vorteile auf [242]. Die niedrige Kraft-/Aktivierungsrate erlaubt dem Behandler einen größeren Spielraum bei der Aktivierung. Die Antikippmomente sind unabhängig von der distalisierend wirkenden Kraft nahezu konstant und liegen in einem sehr günstigen Bereich. Da das Widerstandszentrum eines Eckzahnes vom Bracket ca. 10 mm entfernt ist

[55,59], sorgen die aufrichtenden Momente für eine körperliche Distalisation des Eckzahnes. Problematisch sind jedoch noch die geringen Antirotationsmomente, die entweder zu einer Distalrotation des Eckzahnes beitragen oder u. U. zur Irritation der Weichteile führen können. Diese Gründe führen in vielen Fällen dazu, daß die NiTi-SE-Stahl-Retraktionsfedern nur für die anfängliche Distalisation genutzt werden und später die weitere Distalisation bogengeführt erfolgt.

11.7. Anwendung der NiTi-SE-Retraktionsfeder am Patienten

Die Anwendung der NiTi-SE-Stahl-Retraktionsfeder bei den Patienten zeigt bezüglich der körperlichen Distalisation des Eckzahnes aufgrund der Verwendung von pseudoelastischem Material ein günstiges Verhalten. Durch die Verwendung des Vertikalslots für die Eingliederung dieser Feder gestaltet sich die Antirotationsbiegung am Patienten jedoch problematisch. Beim Eingliedern der Federn in den Vertikalslot kommt der T-Loop in eine mehr vestibuläre Position und kann so bei den Patienten zu Weichteilirritationen führen.

Bei der erwachsenen Patientin K. A. wurden die Zähne 13 und 23 mit der NiTi-SE-Stahl-Retraktionsfeder mit einer Antikippbiegung von 45° und Antirotationsbiegung von 60° initial distalisiert. Die Anwendung von Segmentbögen war bei dieser Patientin indiziert, da ein Engstand und eine Protrusion der Oberkieferfront vorlag. Abbildung 169a u. b zeigen die anfängliche klinische Situation der Patientin K. A. nach Eingliedern der beiden Retraktionsfedern im Oberkiefer. Aus den Abbildungen 169a und 169b geht deutlich die vestibuläre Lage des T-Loops und die damit verbundenen Problematiken hervor. Nach vierwöchiger Therapie mit der Retraktionsfeder zeigt sich bei der Patientin der Distalisationseffekt (Abb. 170a u. b). Nach zweimonatiger Therapie mit den Retrak-

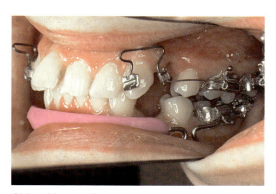 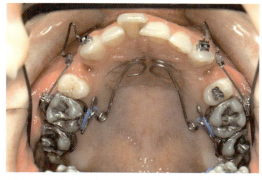

Abb. 169a u. b: Patientin K. A. mit eingesetzter NiTi-SE-Stahl-Retraktionsfeder zu Beginn der Behandlung.

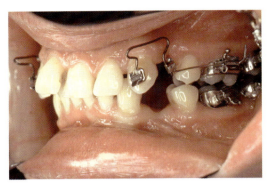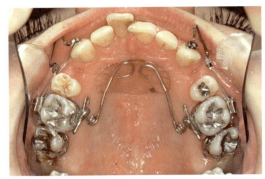

Abb. 170a u. b: Patientin K. A. nach vierwöchiger Therapie mit der NiTi-SE-Stahl-Retraktionsfeder. Die körperliche Bewegung des Eckzahnes wird deutlich.

tionsfedern mußten jedoch die Federn entfernt werden, da Entzündungen im Bereich der Schleimhaut auftraten. Es erfolgte eine anschließende Nivellierung und bogengeführte Eckzahndistalisation.

11.8. Intrusionsmechanik mit der NiTi-SE-Stahl-Aufrichtefeder

Zur Intrusion von Schneidezähnen im Oberkiefer und Unterkiefer werden in der Literatur verschiedene Vorgehensweisen angegeben. Mit einem Utility-Arch nach Ricketts [179] ist es möglich, Frontzähne zu intrudieren, jedoch nahezu unmöglich, den jeweiligen Torque so einzustellen, daß es zu einer körperlichen Intrusionsbewegung kommt. Bei der Intrusionsmechanik von Burstone erfolgt eine Stabilisierung der Seitensegmente durch entsprechende Teilbögen [48]. Diese Verblockung, häufig durch einen Transpalatinalbügel verstärkt, leitet die enstehenden Kräfte und Momente auf eine größere Zahngruppe. Mit einem Base-Arch aus einem TMA- oder Stahlmaterial können die Kräfte auf das Frontzahnsegment übertragen werden. Zu diesem Zweck erhalten die Frontzähne nach der Nivellierung einen steifen Stahlbogen, der durch Einpunktauflagen mit dem Base-Arch verbunden wird. Der Behandler wählt dabei den Einpunktkontakt des Front-

zahnsegmentes so wie es dem vermuteten Widerstandszentrum der zu intrudierenden Zähne entspricht, wenn er eine körperliche Intrusion erzielen möchte. Eine Verschiebung der Krafteinleitung nach mesial in Relation zu dem vermuteten Widerstandszentrum bringt neben der Intrusionswirkung auch eine Protrusion für die Frontzähne. Eine Verlagerung des Kraftansatzes nach dorsal (hinter das Widerstandszentrum) bedeutet auch gleichzeitig neben der Intrusion eine nach distal kippende Komponente für die Front [45].

Der Vorteil der Intrusionsmechanik nach Burstone [48] besteht in der vereinfachten Betrachtungsweise des Systems. Alle Kräfte und Momente werden auf ein Zweizahnmodell reduziert. Durch diese Vereinfachung ist es dem Behandler möglich, bestimmte Abschätzungen der zu übertragenen Kräfte und Momente vorzunehmen, was bei anderen Mechaniken ungleich schwerer ist. Bei der entsprechenden Wahl der Kräfte und Momente kann – vorausgesetzt die Biologie verhält sich linear und das Widerstandszentrum ändert sich während der Bewegung nicht – der zu erwartende Behandlungseffekt abgeschätzt werden. Nach Bantleon et al. [22] kommt es bei der Anwendung dieser Mechanik zu einer Intrusion der Frontzähne, ohne daß die gefürchtete Extrusion der Molaren entsteht.

Die zur Intrusion verwendeten Kräfte sind recht klein und betragen pro Zahn zwischen 0,05 und 0,2 N. Dabei wird unterschieden zwischen den Zähnen im Oberkiefer und im Unterkiefer bzw. zwischen bereits vorhandenen parodontalen Schädigungen und gesundem Parodont. Hinsichtlich der zu erwartenden Wurzelresorptionen geben Goerigk et al. [85] bei dieser Intrusionsmechanik eine Größenordnung von 6,2±2,81 % für den Oberkiefer und 6,05±2,15 % für den Unterkiefer an. Hirschfelder und Hertrich [104], die 49 erwachsene Patienten mit der Straight-Wire-Apparatur behandelt haben mit dem Ziel, die Frontzähne zu intrudieren, finden eine durchschnittliche Überbißreduktion von 3,5 mm, die allerdings zu einem hohen Prozentsatz mit Wurzelresorptionen der oberen Frontzähne einherging. Während die Straight-Wire-Apparatur nur schwer oder gar nicht eine Aussage über die tatsächlich wirkenden Kräfte zuläßt, haben Bantleon et al. [22] die Kraftabgabe eines .017 x .025 TMA-Drahtes während der Deaktivierung bei verschiedenen Tip-back-Biegungen gemessen. Bei einer Deaktivierung um 5 mm und einem Molaren-Frontzahnabstand von 35 mm, bei einer Tip-back-Biegung des Base-Arches von 60°, geben die Autoren eine Kraftreduktion von 0,12 N an.

Durch den Einsatz pseudoelastischer Legierungen sollte es jedoch möglich sein, bei entsprechender Materialauswahl und bei der Nutzung des martensitischen Plateaus eine noch präzisere Kraftapplikation zu erzeugen.

11.9. Angewandte Intrusionsmechanik am Patienten

Für eine gezielte Intrusionsmechanik empfiehlt sich eine segmentierte Vorgehensweise, zumal die Intrusion am ganzen Bogen über eine Biegung zweiter Ordnung einige Nebeneffekte aufweist. Für eine gezielte Intrusionsmechanik ist die NiTi-SE-Stahl-Feder besonders gut geeignet, da eine definierte und konstante Kraftapplikation möglich ist.

Die bei der segmentierten Intrusionsmechanik mit der NiTi-SE-Stahl-Feder applizierte Kraft bei den zu behandelnden Patienten lag zwischen 0,6 N und 0,8 N. Das Frontsegment wurde aus einem Stahldraht gebogen und in Abhängigkeit von der dentalen Situation des Patienten wurde der Kraftansatzpunkt geringfügig variiert. Bei der in Abbildung 171 und 172 dargestellten Patientin war gleichzeitig ein Retrusionseffekt erwünscht, so daß der Kraftansatzpunkt der NiTi-SE-Stahl-Feder weiter dorsal angreifen mußte. Im Seitenzahnbereich befindet sich entweder als Stabilisierungsbogen ebenfalls ein Stahlbogen oder, wie in dem hier gezeigten Fall, ein Teilbogensystem (Abb. 171, 172).

Insgesamt wurden fünf Patienten mit dieser Intrusionsmechanik behandelt. Die durchschnittliche Intrusion betrug 0,5 mm bis 0,8 mm pro Monat. Auch größere Problematiken,

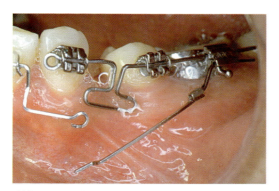
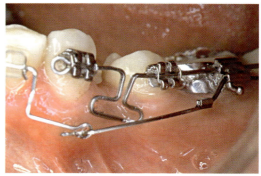

Abb. 171a u. b: Eingesetzte Intrusionsmechanik bei der Patientin W. V. zur Intrusion der Unterkieferfront. Die applizierte Kraft betrug 0,5 N.

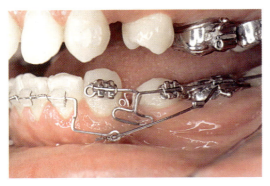 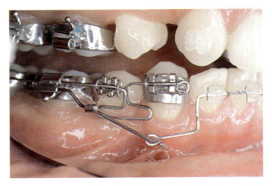

Abb. 172a u. b: Nach einer Behandlungszeit von sechs Wochen zeigt sich bei der Patientin W. V. eine deutliche Intrusion der Front.

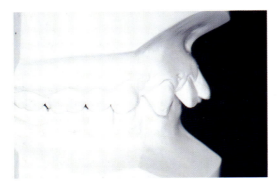 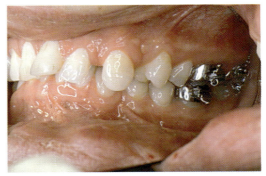

Abb. 173a u. b: Dentale Situation des Patienten G. M. vor und nach erfolgter Therapie mit dem asymmetrischen Headgear. Es besteht ein Tiefbiß mit gingivalem Einbiß. Gleichzeitig besteht eine vergrößerte sagittale Frontzahnstufe mit einer lückig protrudierten Oberkieferfront.

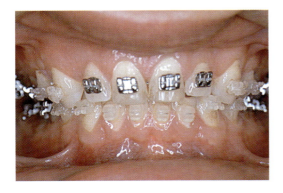

Abb. 174: Klinischer Befund des Patienten G. M. nach Anwendung der Intrusionsmechanik mit der NiTi-SE-Stahl-Feder und eingeleitetem Lückenschluß mit dem Compound-Retraktionsbogen. Durch die angewandte Intrusionsmechanik konnte eine gute vertikale Frontrelation bei dem Patienten hergestellt werden.

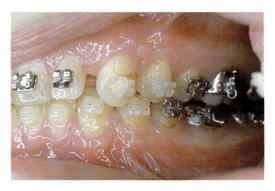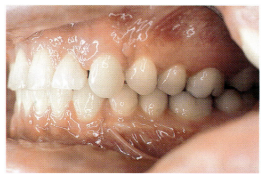

Abb. 175a u. b: Klinischer Befund des Patienten G. M. nach erfolgter Intrusionsmechanik mit der NiTi-SE-Stahl-Feder.

insbesondere bei der Therapie erwachsener Patienten, können durch gezielte Kraftapplikation bewältigt werden (Abb. 171 u. 172).

Bei dem Patienten G. M. wurde initial mittels eines asymmetrischen Headgears mit Gelenk am Innenbogen [240] eine neutrale Molarenrelation eingestellt (Abb. 173a u. b). Das klinische Bild nach erfolgter Headgear-Therapie verdeutlicht die frontale Problematik des Patienten (Abb. 173b). Die Oberkieferfront ist protrudiert und aufgefächert, gleichzeitig besteht ein Tiefbiß mit gingivalem Einbiß. In der initialen Phase der Multibandtherapie erfolgte eine Beseitigung des Scherenbisses rechts sowie eine korrekte Position der Eckzähne mit einer Teilbogenmechanik. Im Anschluß daran wurde die oben beschriebene segmentierte Intrusionsmechanik mit der NiTi-SE-Stahl-Feder angewandt. Die intrudierende Kraft betrug im Oberkiefer 0,8 N und im Unterkiefer 0,6 N. Wie die Abbildungen 174 und 175a u. b zeigen, konnten so die Oberkiefer- und Unterkieferfront erfolgreich intrudiert werden, so daß ein weiterer Restlückenschluß in der Oberkieferfront mit dem Compound-Retraktionsbogen erfolgen konnte.

12. Zusammenfassung und Ausblicke

Die Verwendung der pseudoelastischen (superelastischen NiTi-Legierungen) in der Kieferorthopädie hat die Multibandbehandlung ganz wesentlich beeinflußt und verbessert. Die Besonderheit dieser Legierungen besteht hinsichtlich des Spannungs-/Dehnungsdiagramms aus einem elastischen und plastischen Anteil. Der elastische Anteil besitzt ein erheblich kleineres E-Modul als vergleichbare Stahldrähte. Damit werden bei gleichen Drahtdimensionen kleinere Kräfte auf die Zähne ausgeübt. Andererseits können bereits frühzeitig rechtanguläre Drähte angewandt werden, die eine bessere Kontrolle der Zahnbewegungen ermöglichen.

Durch den plastischen Bereich dieser Drähte (Superelastizität) werden die Zähne vor zu großen Kräften geschützt, da bei weiterer Durchbiegung des Drahtes die Kraft nicht weiter ansteigt. Während der üblichen Nivellierungsaufgaben wird der plastische Teil der Kraft-/Verbiegungskurve nicht erreicht. Andererseits kann jedoch mit Hilfe derartiger Materialien und der Nutzung der Overlay-Technik die Einordnung verlagerter Zähne außerordentlich vereinfacht werden. In diesen speziellen Fällen wirkt sich die konstante Kraftabgabe selbst bei größeren Verbiegungen des Drahtes besonders günstig aus.

Durch die Wärmebehandlung von superelastischen Drahtmaterialien erfolgt ein Einfluß sowohl auf den elastischen als auch plastischen Bereich der Deaktivierungskurve im Kraft-/Wegdiagramm. Bei höheren Einprogrammierungstemperaturen (ca. 500°C) zeigt der Draht geringere Kraftabgaben als bei einer Programmierung von 360°C. Diese Eigenschaft ist besonders dann von Bedeutung, wenn Zähne in Fehlstellungen eingeordnet werden sollen. Durch die segmentweise Erhitzung des Nickel-Titan-Drahtes kann die Kraftabgabe auf diesem Stück um den Faktor zwei bis drei verringert werden. Diese Möglichkeit entspricht dem Einbiegen von Loops bei Stahl-Legierungen. Im Gegensatz zu industriell vorgefertigten Drähten, bietet in diesem Fall die Veränderung der physikalischen Eigenschaften durch die Verwendung eines Memory-Makers eine große Individualität zur Bewältigung spezieller Behandlungsaufgaben.

Die Anwendung von martensitischen Bögen hat darüber hinaus den Vorteil, daß der Patient durch das Trinken kalter Getränke die Kraft deutlich reduzieren kann. Dies ist ein wichtiger Vorteil, insbesondere bei der Behandlung von empfindlichen Patienten und Erwachsenen. Es muß jedoch beachtet werden, daß der Umgang mit derartigen Drähten eine andere Technik verlangt. So sind bei jeder Behandlungssitzung die Bögen auszuligieren und einer Wärmebehandlung von 40 – 50°C zu unterziehen, damit der plastische Anteil der Verformung wieder zurückgeführt wird. Auch das Einligieren von martensitischen Bögen in die Brackets mit Stahlligaturen sollte in der Weise geschehen, daß während des Einligierens der Bogen mit einem Instrument in die Bracketslots hineingedrückt wird, da auf diese Weise das niedrigere Niveau der Rücklaufkurve auch tatsächlich genutzt wird.

Ein weiterer Meilenstein bei der Behandlung stellt die Kombination von superelastischem und Stahl-Drahtmaterial dar. Durch Klemmverbindungen werden die unterschiedlichen Materialien miteinander verbunden. Vorteile dieser Kombination liegen darin, daß bereits bei kleineren Verbiegungen dieser Kombinationselemente das superelastische Material sich im Plateaubereich befindet und somit in der Lage ist, konstante Kräfte und Momente auf die Zähne zu übertragen. Die Höhe der Kräfte und Momente wird dabei bestimmt:

1. durch die Dimension des superelastischen Drahtes,
2. die Legierung des superelasitschen Materials,
3. die erfolgte Wärmebehandlung des Drahtmaterials.

Drei dieser neu entwickelten Kombinationselemente konnten biomechanisch untersucht und klinisch mit Erfolg angewendet werden:

1. Die Aufrichtefeder erzeugte über einen sehr großen Aktivierungsbereich konstante aufrichtende Momente auf den aufzurichtenden Molaren. Dabei war es möglich, sowohl eine extrudierende als auch intrudierende Wirkung für den Molaren zu erzielen. Die Extrusion und Intrusion erfolgte lediglich durch Veränderung einer Biegung und der Nutzung eines eigens dafür entwickelten Kreuzröhrchens.
2. Der Torquesegmentbogen für die Oberkiefer- und Unterkieferschneidezähne erzeugt sehr geringe, jedoch weitgehendst konstante Momente auf die Frontzähne. Die klinische Untersuchung ergab außerordentlich geringe bzw. keine der gefürchteten Resorptionen bei den Schneidezähnen.
3. Die Retraktionsfeder für die Eckzähne wies auf eine Dehnung von 4 mm konstante Kräfte auf, und durch geschickte Konstruktion konnte das jeweilige M/F-Verhältnis in einem günstigen Bereich gehalten werden. Als Nachteil erwies sich jedoch bei dieser Retraktionsfeder in der klinischen Anwendung die häufige Irritation der Weichteile.

Die außerordentlich positiven Ergebnisse bei der Behandlung der Patienten rechtfertigen weitere umfangreiche wissenschaftliche Untersuchungen. Wünschenswert wäre ein Memory-Maker, der bei der Widerstandserhitzung auch gleichzeitig eine einstellbare Temperaturkontrolle besitzt. Die Legierungen der superelastischen Drähte sollten insoweit verändert werden, daß auch eine Rückprogrammierung eines bei hoher Temperatur programmierten Drahtes problemlos möglich ist. Einflußnahme auf den elastischen und plastischen Anteil der Kraft-/Verbiegungskurve wäre ein weiteres wichtiges Ziel bei der Herstellung neuer Legierungen.

Die Einführung neuer Legierungen sollte auch begleitet werden von Untersuchungen über die Biokompatibilität und das Korrosionsverhalten. Erst in bescheidenen Anfängen sind derartige Untersuchungen gemacht worden, deren Ergebnisse den Nickel-Titan-Legierungen außerordentlich gute Eigenschaften bestätigen. Andererseits ist jedoch eine größere Studie notwendig, um Informationen über den Einsatz kieferorthopädischer Materialien bei Patienten mit nachgewiesener Nickel-Allergie zu bekommen. Diese Untersuchungen befinden sich zur Zeit in der Aufbauphase. Sie sind für den Einsatz der Materialien unerläßlich.

Die Reaktion der Zähne durch Knochenabbau und Knochenanbau auf die Ausübung konstanter translatorischer Kräfte bzw. Kraft-/Momentverhältnisse sollte ebenfalls ein Schwerpunkt für die nächsten Jahre sein. Bis heute wurden lediglich Knochenumbauten beim Einfluß kippender Momente auf die Zähne untersucht. Die Untersuchung des Remodellings bzw. des Knochenumbaus besitzt nicht nur für das Fach Kieferorthopädie, sondern auch für viele Fächer der Medizin eine herausragende Bedeutung.

13. Literaturverzeichnis

1. Adler PH, Yu W, Pelton AR, Zadno R, Duerig TW, Barresi R: On the tensial and torsional properties of pseudoelastic NiTi. Scr Met Mat 24: 943–947 (1990)

2. Andreasen GF: A clinical trial of alignment of teeth using 0.019 thermal Nitinol wires with a transition temperature range between 31°C and 45°C. Am J Orthod 78: 528–537 (1980)

3. Andreasen GF, Amborn RM: Aligning, levelling, and torque control – a pilot study. Angle Orthod 59: 51–60 (1989)

4. Andreasen GF, Atha E, Fahl J: Arch levelling and alignment effectiveness of two types of wire (I): A qualitative study. Quintessence Int 15: 49–57 (1984)

5. Andreasen GF, Barrett RD: An evaluation of cobalt-substituted nitinol wire in orthodontics. Am J Orthod 63: 462–470 (1973)

6. Andreasen GF, Bigelow H, Andrews JG: 55 Nitinol wire: Force developed as a function of "elastic memory". Aust Dent J 6: 146–149 (1979)

7. Andreasen GF, Bishara S : Comparison of alastic chains with elastics involved with intra-arch molar to molar forces. Angle Orthod 40: 151–158 (1970)

8. Andreasen GF, Brady TR: A use hypophesis for 55 nitinol wire for orthodontics. Am J Orthod 42: 172–177 (1972)

9. Andreasen GF, Heilmann H, Krell D: Stiffness changes in thermodynamic nitinol with increasing temperature. Angle Orthod 55: 120–126 (1985)

10. Andreasen GF, Hillemann TB: An evaluation of 55 cobalt substituted nitinol wire for use in orthodontics. J Am Dent Assoc 82: 1373–1375 (1971)

11. Andreasen GF, Morrow RA: Laboratory and clinical analyses of nitinol wire. Am J Orthod 73: 142–151 (1978)

12. Andreasen GF, Wass K, Chan KC: A review of superelastic and thermodynamic nitinol wire. Quintessence Int 9: 623–626 (1985)

13. Andresen V, Häupl K, Petrik L: Funktionskieferorthopädie. 5. Aufl, Johann Ambrosius Barth, München (1953)

14. Andrews LS: Comparison of NiTi coil springs vs. elastics in canine retraction. J Clin Orthod 28: 293–295 (1994)

15. Bachmann J: Torqueeigenschaften von Stahl- und Nitinol-Drähten. Fortschr Kieferorthop 44: 311–315 (1983a)

16. Bachmann J: Torquing of stainless steel and nitinol wires. Eur J Orthod 5: 167–169 (1983b)

17. Bantleon H-P, Droschl H: Kraftabgabe von Loops bei Verwendung unterschiedlicher Loophöhen und Drahtqualitäten. Fortschr Kieferorthop 46: 471–484 (1985)

18. Bantleon H-P, Droschl H: Die Problematik der Molarenaufrichtung. Dtsch Stomat 83: 571–578 (1986).

19. Bantleon H-P, Droschl H: Fronttorque mit Hilfe der Teilbogentechnik. Fortschr Kieferorthop 49: 203–212 (1988)

20. Bantleon H-P, Droschl H, Pfeiffer KP: Neue Drähte und deren Kraftabgabe – Konsequenzen für die kieferorthopädische Therapie. Fortschr Kieferorthop 50: 243–255 (1989)

21. Bantleon H-P, Droschl H, Stern G: Die differenzierte Anwendung verschiedener Drahtlegierungen in der festsitzenden Technik. Inf Orthod Kieferorthop 2: 173–183 (1989)

22. Bantleon H-P, Weiland FJ, Droschl H: Frontintrusion mit dem „Base-arch". Voraktivierung mittels Tipback-Biegung oder Kurvatur. Fortschr Kieferorthop 52: 153–158 (1991)

23. Barrowes KJ: Archwire flexibility and deformation. J Clin Orthod 16: 803–811 (1982)

24. Bauer W, Diedrich P, Wehrbein H, Schneider B: Der Lückenschluß mit T-Loops (Burstone) – eine klinische Studie. Fortschr Kieferorthop 4: 192–202 (1992)

25. Baumgart E, Jorde J, Reiß H-G: Memory-Legierungen-Eigenschaften, phänomenologische Theorie und Anwendungen. Tech Mitt Krupp Forsch-Ber 34: 1–16 (1976)

26. Bensmann G, Baumgart F, Hartwig J: Untersuchungen der Memory-Legierung Nickel-Titan und Überlegungen zu ihrer Anwendung im Bereich der Medizin. Tech Mitt Krupp Forsch-Ber 37: 21–33 (1979)

27. Bensmann G, Baumgart F, Hartwig J: Anwendung des Memoryeffektes in der Medizin Metall 35: 312–318 (1981)

28. Bensmann G, von Salis-Soglio G: Distanzstücke aus Nickeltitan für die partielle Wirbelsäulenversteifung. Tech Mitt Krupp, Forsch-Ber 42: 25–38 (1984)

29. Bertl WH, Droschl H: Kraftabgabe gebräuchlicher Alastics und Elastics in Abhängigkeit von Zeit und Ausdehnung. Inf Orthod Kieferorthop 2: 239–247 (1989)

30. Bishara SE, Suliman PAA, Eng KRB, Jakobsen JR: Comparison of the thermodynamic properties of three nickel-titanium orthodontic archwires: Angle Orthod 65: 65–117 (1995)

31. Blodgett GP, Andreasen GE: Comparison of two methods of applying lingual root torque to maxillary incisors. Angle Orthod 38: 217–224 (1968)

32. Bondemark L, Bernhold M: Repelling magnets versus superelastic nickel-titanium coils in simultaneous distal movement of maxillary first and second molars. Angle Orthod 4: 189–298 (1994)

33. Boshart BF, Currier GF, Nanda RS, Duncanson MG: Load-deflection rate measurements of activated open and closed coil springs. Angle Orthod 60: 27–34 (1990)

34. Bourauel C, Drescher D: Retraktion der oberen Schneidezähne mit pseudoelastischen Behandlungselementen. Fortschr Kieferorthop 55: 36–44 (1994)

35. Bourauel C, Drescher D, Nolte LP: Computergestützte Entwicklung kieferorthopädischer Behandlungselemente aus NiTi-Memory-Legierungen am Beispiel einer pseudoelastischen Retraktionsfeder. Fortschr Kieferorthop 53: 46–56 (1992)

36. Brandt Th: Torquekontrolle durch Torqueontrol. Informationsschrift Dentaurum 98955510 5/94

37. Breunig A, Kappert H, Reichle R, Jonas J: Einflußnehmende Faktoren auf das Kraft-Weg-Verhalten superelastischer Federn und Ihre Bedeutung für die Klinik. Posterdemonstration, Jahrestagung der Deutschen Gesellschaft für Kieferorthopädie, Saarbrücken (1993)

38. Brezniak N, Wasserstein A: Root resorption after orthodontic treatment: Part 1. Literature review. Am J Orthod Dentofac Orthop: 62–66 (1993)

39. O´Brian K, Louis D, Shaw W, Combe E: A clinical trial of aligning archwires. Eur J Orthod 12: 380–384 (1990)

40. Brudvik P, Rygh P: Non-clast cells start orthodontic root resorption in the periphery of hyalinized zones. Eur J Orthod 15: 467–480

41. Buckthal JE, Kusy RP: Effects of cold disinfectants on the mechanical properties and the surface topography of nickel-titanium arch wire. Am J Orthod Dentofac Orthop 94: 117–122 (1988)

42. Buehler WJ, Cross WB: 55-nitinol. Unique wire alloy with a memory. Wire Journal 6: 41–49 (1969)

43. Buehler WJ, Gilfrich JV, Wiley RC: Effect of low-temperature phase changes on the mechanical properties of alloys near composition TiNi. J Appl Phys 34: 1475–1477 (1963)

44. Burch JG, Bagci B, Sabulski D, Landrum C: Periodontal changes in furcations resulting from orthodontic uprighting of mandibular molars. Quintessence Int 23: 509–513 (1992)

45. Van den Bulcke MM, Dermaut LR, Sachdeva RCC, Burstone ChJ: The center of resistance of anterior teeth during intrusion using the laser reflection technique and holographic interferometry. Am J Orthod Dentofac Orthop 90: 211–220 (1986)

46. Burstone ChJ: Rationale of the segmented arch. Am J Orthod 48: 805–822 (1962)

47. Burstone ChJ: The mechanics of the segmented arch technics. Angle Orthod 36: 99–120 (1966)

48. Burstone ChJ: Deep overbite correction by intrusion. Am J Orthod 71: 1–22 (1977)

49. Burstone ChJ: Segmental approach to space closure. Am J Orthod 82: 361–378 (1982)

50. Bustone ChJ, Baldwin JJ, Lawless DT: The application of continuous force to Orthodontics. Angle Orthod 31: 1–14 (1961)

51. Burstone ChJ, Goldberg AJ: Beta titanium: A new orthodontic alloy. Am J Orthod 77: 121–132 (1980)

52. Burstone ChJ, Goldberg A J: Maximum forces and deflections from orthodontic appliances. Am J Orthod 48: 95–103 (1983)

53. Burstone ChJ, Koenig HA: Force system from an ideal arch. Am J Orthod 65: 270–289 (1974)

54. Burstone ChJ, Koenig HA: Optimizing anterior and canine retraction. Am J Orthod 70: 1 – 19 (1976)

55. Burstone ChJ, Pryputniewicz RJ: Holographic determination of centers of rotation produced by orthodontic forces. Am J Orthod 77: 396–409 (1980)

56. Burstone ChJ, Qin B, Morton JY: Chinese NiTi Wire – a new orthodontic alloy. Am J Orthod 87: 445–452 (1985)

57. Burstone ChJ, Sachdera RLL: A primer in orthodontic force application. Department of Orthodontics, University Conneticut. (ohne Jahresangabe)

58. Chen H, Zhi YF, Arvystas MG: Advanced Chinese NiTi alloy wire and clinical observations. Angle Orthod 62: 59–66 (1992)

59. Christiansen RL, Burstone ChJ: Center of rotation within the periodontal space. Am J Orthod 55: 353–369 (1969)

60. Chute JD, Hodgson DE: Eyglass frames and SMA – the challenge and the product. In: Duerig TW, Melton KN, Stöckel D, Wayman CM (Hrsg) Engineering aspects of shape memory alloys, 1. Aufl, Butterworth-Heinemann Verlag, London Boston Singapore Sydney Toronto Wellington, S. 420–425 (1990)

61. Copeland S, Green LJ: Root resorption in maxillary central incisors following active orthodontic treatment. Am J Orthod 89: 51–55 (1986)

62. Creekmore TD: On torque. J Clin Orthod 13: 305–310 (1979)

63. Cydzik E: The design of electrical interconnection systems with shape memory alloys. In: Duerig TW, Melton KN, Stöckel D, Wayman CM (Hrsg) Engineering aspects of shape memory alloys, 1. Aufl, Butterworth-Heinemann Verlag, London Boston Singapore Sydney Toronto Wellington, S. 149–157 (1990)

64. Dellinger EL: A scientific assessment of the straightwire appliance. Am J Orthod 73: 290–299 (1978)

65. Dermaut LR, De Munck A: Apical root resorption of upper incisors caused by intrusive tooth movement: a radiographic study. Am J Orthod Dentofac Orthop 90: 321–326 (1986)

66. Diedrich P: Die Aufrichtung gekippter Molaren als präprothetische und parodontitisprophylaktische Maßnahme. Dtsch Zahnärztl Z 41: 159–163 (1986)

67. Drake SR, Wayne DM Powers JM, Asgar K: Mechanical properties of orthodontic wires in tension, bending and torsion. Am J Orthod 82: 206–210 (1982)

68. Drescher D: Pseudoelastische NiTi-Legierungen in der Kieferorthopädie. Eigenschaften und Anwendungsmöglichkeiten. Habilitationsschrift, Universität Bonn 1991

69. Drescher D, Bourauel C, Schumacher HA: Der Kraftverlust durch Friktion bei der bogengeführten Zahnbewegung. Fortschr Kieferorthop 51: 99–105 (1990)

70. Drescher D, Bourauel C, Thier M: Materialtechnische Besonderheiten orthodontischer Nickel-Titan-Drähte. Fortschr Kieferorthop 51: 320–326 (1990)

71. Drescher D, Bourauel C, Thier M: Eine pseudoelastische NiTi-Aufrichtefeder für Molaren – Entwurf, biomechanische Prüfung und klinische Anwendung. Fortschr Kieferorthop 53: 286–296 (1992)

72. Duerig TW, Albrecht J, Gessinger GH: A shape-memory alloy for high-temperature applications. J Met 34: 14–20 (1982)

73. McFadden WE, Engstrom C, Enstrom H, Anholm J: A study of the relationship between incisor intrusion and root shortening. Am J Orthod Dentofac Orthop 96: 390–396 (1989)

74. Fisher SM: In line anti-scald safety value. In: Duerig TW, Melton KN, Stöckel D, Wayman CM (Hrsg) Engineering aspects of shape memory alloys, 1. Aufl, Butterworth-Heinemann Verlag, London Boston Singapore Sydney Toronto Wellington, S. 303–314 (1990)

75. Ford DR: Histologic study of changes in tissues of the periodontium of the resus monkey with the application of torque in the third stage of the Beggtechnique. Am J Orthod 57: 193–194 (1970)

76. Fukuyo S, Suzuki Y, Suzuki K, Saisenji E: Shape memory implants. In: Duerig TW, Melton KN, Stöckel D, Wayman CM (Hrsg) Engineering aspects of shape memory alloys, 1. Aufl, Butterworth-Heinemann Verlag, London Boston Singapore Sydney Toronto Wellington, S. 470–476 (1990)

151

77. Furuya Y, Shimada H: Shape memory actuators for robotic applications. In: Duerig TW, Melton KN, Stöckel D, Wayman CM (Hrsg) Engineering aspects of shape memory alloys, 1. Aufl, Butterworth-Heinemann Verlag, London Boston Singapore Sydney Toronto Wellington, S. 338–355 (1990)

78. Garretson C, Stöckel D: Eigenschaften und Anwendung von Shape-memory Steckverbindern. Metall 41/1: 22–25 (1987)

79. Gaudet EL: Tissue changes in the monkey following root torque with the Begg- technique. Am J Orthod 58: 164–178 (1970)

80. De Genova DC, Mcinnes-Ledoux P, Weisberg R, Shaye R: Force degradation of orthodontic elastomeric chains – A product comparison study. Am J Orthod 87: 377–384 (1985)

81. Gianelly AA, Bednar J, Dietz VS: Japanese NiTi coils used to move molars distally. Am J Orthod Dentofac Orthop 99: 564–566 (1991)

82. Gjessing P: Biomechanical design and clinical evaluation of a new canine-retraction spring. Am J Orthod 87: 353–362 (1985)

83. Gjessing P: Controlled retraction of maxillary incisors. Am J Orthod Dentofac Orthop 101: 120–131 (1992)

84. Gjessing P: A universal retraction spring. J Clin Orthod 28: 22–242 (1994)

85. Goerigk B, Diedrich P, Wehrbein H: Die Intrusion von Frontzähnen mit der Segmentbogentechnik nach Burstone – eine klinische Studie. Fortsch Kieferorthop 53: 16–25 (1992)

86. Göz G, Rakosi T, Rahn B A: Die Bedeutung der parodontalen Zirkulationsstörung für Umbau und mögliche parodontale Schädigung im Laufe einer kieferorthopädischen Behandlung. Fortschr Kieferorthop 48: 34–40 (1987)

87. Goldberg AJ, Burstone ChJ: An evaluation of beta-titanium alloys for use in orthodontic appliances. J Dent Res 58: 593–600 (1979)

88. Goldin B: Labial root torque: Effect on the maxilla and incisor root apex. Am J Orthod Dentofac Orthop 95: 208–219 (1989)

89. Goldson L, Henrikson CO: Root resorption during Begg treatment: a longitudinal roentgenographic study. Am J Orthod 68: 55–66 (1975)

90. Groß A: Superelastische Drahtlegierungen und ihre Einsatzmöglichkeiten in der Kieferorthopädie. Kieferorthop Mitt 2: 47–56 (1990)

91. Groß A: Zug- und Druckfedern aus superelastischen Legierungen. Kieferorthop Mitt 3: 27–33 (1991)

92. Haasters J, v. Salis-Solio G, Bensmann G: The use of Ni-Ti as an implant material in orthopedics. In: Duerig TW, Melton KN, Stöckel D, Wayman CM (Hrsg) Engineering aspects of shape memory alloys, 1. Aufl, Butterworth-Heinemann Verlag, London Boston Singapore Sydney Toronto Wellington, S. 426–444 (1990)

93. Han S, Quick DC: Nickel-titanium spring properties in a simulated oral environment. Angle Orthodontist 63: 67–72 (1993)

94. Harhoff R: Vergleichende rasterelektronenmikroskopische Studie über Wurzelresorptionen kieferorthopädisch bewegter, klinisch gesunder und parodontal geschädigter Zähne. Med Dissertation, Universität Bonn 1991

95. Harris EF, Butler ML: Patterns of incisor root resorption before and after orthodontic correction in case with anterior open bites. Am J Orthod Dentofac Orthop 101: 112–119 (1992)

96. Harris EF, Hassankiadeh S, Harris JT: Maxillary incisor crown-root relationship in different Angle malocclusions. Am J Orthod Dentofac Orthop 103: 48–53 (1993)

97. Harris EF, Newman SM, Nicholson JA: Nitinol arch wire in a simulated oral environment: changes in mechanical properties. Am J Orthod Dentofac Orthop 93: 508–513 (1988)

98. Hasund A, Habersack K: Idealbogen, Schönberger Garching, Bergen (1979)

99. Hasund A, Janson J: Edgewise Technik. In: Schmuth G (Hrsg) Kieferorthopädie II: Praxis der Zahnheilkunde 12, 2. Aufl, Urban und Schwarzenberg, München Wien Baltimore, S. 175–218 (1988)

100. Helkimo M: Studies on function and dysfunction of the masticatory system. Proc Finn Dent Soc 70: 37–49 (1974)

101. Hemley S: The incidence of root resorption of vital permanent teeth. J Dent Res 20: 133–141 (1941)

102. Hense W: Nachuntersuchung kieferorthopädisch behandelter Patienten mit dem Modellmeßgeräte, Modellmat und dem Computerprogramm „Modell": Dissertation, Bonn 1984.

103. Hershey HG, Houghton CW, Bustone CJ: Unilateral face-bows: A theoretical and laboratory analysis. Am J Orthod: 229–249 (1981)

104. Hirschfelder U, Hertrich K: Untersuchungen zur Tiefbißbehandlung bei Erwachsenen. Fortschr Kieferorthop 51: 36–43 (1990)

105. Hotz R: Orthodontie in der täglichen Praxis. 5. Aufl, Hans Huber Verlag, Bern Stuttgart Wien (1980)

106. Hornbogen E: Legierungen mit Formgedächtnis – neue Werkstoffe für die Technik der Zukunft? Metall 41: 488–493 (1987)

107. Hornbogen E. Metallkundliche Grundlagen. In. Stöckel D (Hrsg) Legierungen mit Formgedächtnis, 1. Aufl, expert-Verlag, Böblingen, S. 1–27 (1988)

108. Hurst CL, Duncanson MG, Nanda RS, Angolkar PV: An evaluation of the shape-memory phenomenon of nickel-titanium orthodontic wires. Am J Orthod Dentofac Orthop 98: 72–76 (1990)

109. Jacobs SG: The uprighting of tilted molar teeth and the intrusion of over-erupted posterior teeth. Australian Orthod J 9: 329–334 (1986)

110. Janson M: Long-term effects of orthodontic treatment. A functional, cephalometric and clinical study of Angle cl. II div. 1 malocclusion cases. Med Dissertation, Bergen, Norway, 1981

111. Jarabak JR: Development of a treatment plan in the light of one concept of treatment objectives. Am J Orthod 46: 481–514 (1960)

112. Jarabak JR. Fizell JA: Technique and treatment with light-wire edgewise appliances. Second edition, Volume I and II, Mosby Company, Saint Louis (1972)

113. Jones ML, Staniford H, Chan C: Comparison of superelastic NiTi and multistranded stainless steel wires in initial alignment. J Clin Orthod 24: 611–613 (1990)

114. Jost-Brinkmann PG, Miethke RR, Kluska M: Vergleich der Friktion von Brackets aus Stahl und aus Keramik in Kombination mit unterschiedlichen Drähten. Prakt Kieferorthop 6: 269–278 (1992)

115. Kaley J, Phillips C: Factors related to root resorption in edgewise practice. Angle Orthod 61: 125–132 (1991)

116. Kapgan M, Melton KN: Shape memory alloy tube and pipe couplings. In: Duerig TW, Melton KN, Stöckel D, Wayman CM (Hrsg) Engineering aspects of shape memory alloys, 1. Aufl, Butterworth-Heinemann Ver

lag, London Boston Singapore Sydney Toronto Wellington, S. 137–148 (1990)

117. Kapila S, Reichhold GW, Anderson RS, Watanabe LG: Effects of clinical recycling on mechanical properties of nickel-titanium alloy wires. Am J Orthod Dentofac Orthop 100: 428–435 (1991)

118. Kappert HF, Jonas I, Liebermann M, Rakosi Th: Korrosionsverhalten orthodontischer Drähte. Fortschr Kieferorthop 49: 358–367 (1988)

119. Kennedy DB, Joondeph DR, Little RM: The effect of extraction and orthodontic treatment on dentoalveolar support. Am J Orthod 84: 183–190 (1983)

120. Kennedy JE: Effect of inflammation on collateral circulation of the gingiva. J Periodontal Res 9: 147–152 (1974)

121. Ketcham AH: A progress report of an investigation of apical root resorption of vital permanent teeth. Int J Orthod 15: 310–328 (1929)

122. Khier SE, Brantley WA, Fournelle RA: Bending properties of superelastic and non-superelastic Nickel-Titanium orthodontic wires. Am Orthod Dentofac Orthop 99: 310–318 (1991)

123. Khouw FE, Norton LA: The mechanism of fixed molar uprighting appliances. J Prosth Dent 27: 381–389 (1972)

124. Kjoer I: Morphological characteristics of dentitions developing excessive root resorption during orthodontic treatment. Eur J Orthod 16: 25–34 (1995)

125. Knox J, Jones M, Durning P: Orthodontic products update. An ideal performed arch wire? Br J Orthod 20: 65–70 (1993)

126. Kraal JG, Digiancinto JJ, Dail RA, Lemmerman K, Peden JW: Periodontal conditions in patients after molar uprighting. J Prosth Dent 43: 156–162 (1980)

127. Kusy RP: Comparison of nickel-titanium and beta titanium wire sizes to conventional orthodontic archwire materials. Am J Orthod 79: 625–629 (1981)

128. Kusy RP, Greenberg AR: Comparison of the elastic properties of nickel-titanium and beta titanium archwires. Am J Orthod 82: 199–205 (1982)

129. Kusy RP, Stevens LE: Triple-stranded stainless steel wires – evaluation of mechanical properties and comparison with titanium alloy alternatives. Angle Orthod 48: 18–32 (1987)

153

130. Kuster R, Ingervall B, Burgin W: Laboratory and intra-oral tests of the degradation of elastic chains. Eur J Orthod 8: 202–208 (1986)

131. Lane DE, Nikolai RJ: Effects of stress relief of the mechanical properties of orthodontic wire loops. Angle Orthod 50: 139–145 (1980)

132. Lang NP: Das präprothetische Aufrichten von gekippten unteren Molaren im Hinblick auf den parodontalen Zustand. Schweiz Monatsschr Zahnmed 87: 560–569 (1977)

133. Lang R: A technique for uprighting impacted and actopically erupting permanent molars. Ont Dent 60: 23–30 (1983)

134. Lang R: A simple technique for uprighting partially impacted molars. Ont Dent 68: 34–38 (1991)

135. O´Leary JP, Nicholson JE, Gatturna RF: The use of Ni-Ti in the homer mammalok. In: Duerig TW, Melton KN, Stöckel D, Wayman CM (Hrsg) Engineering aspects of shape memory alloys, 1. Aufl, Butterworth-Heinemann Verlag, London Boston Singapore Sydney Toronto Wellington, S. 477–482 (1990)

136. Leaver SR, Nikolai RJ: Mechanical analysis of the back torquing auxiliary. Aust Orthod J 5: 133–131 (1978)

137. Lee JH, Park JB, Andreasen GF, Lakes RS: Thermomechanical study of NiTi alloys. J Biomed Mater Res 22: 573–588 (1988)

138. Lindhe J, Ericcson I: The influence of trauma from occlusion in healthy periodontal tissues in dogs. J Clin Periodontol 3: 110–122 (1976)

139. Linge BO, Linge L: Apikale Wurzelresorptionen der oberen Frontzähne. Fortschr Kieferorthop 41: 276–288 (1980)

140. Linge BO, Linge L: Apical root resorption in upper anterior teeth. Eur J Orthod 5: 173–183 (1983)

141. Linge L, Dahm S: Praktische Aspekte der Verwendung von superelastischen Drahtbögen in der Edgewisetechnik. Fortschr Kieferorthop 55: 324–329 (1994)

142. Linge L, Linge BO: Patient characteristics and treatment variables associated with apical root resorption during orthodontic treatment. Am J Orthod Dentofac Orthop 99: 35–43 (1991)

143. Lopez I, Goldberg J, Burstone ChJ: Bending characteristics of nitinol wire. Am J Orthod 75: 569–575 (1979)

144. Majourau A, Norton LA: Uprighting impacted second molars with segmented springs. Am J Orthod Dentofac Orthop 107: 235–238 (1995)

145. Manhartsberger C: Modernste Drahtlegierungen in der Kieferorthopädie – Materialtechnische Untersuchung und klinische Anwendung in der Kraftsystembestimmten Kieferorthopädie. Med Habilitationsschrift, Innsbruck 1993

146. Manhartsberger C, Richter M: Der palatinal impaktierte Eckzahn – Neue Möglichkeiten zur kieferorthopädischen Einreihung. Prakt Kieferorthop 3: 161–168 (1992)

147. Mayhew MJ, Kusy RP: Effects of sterilization on the mechanical properties and the surface topography of nickel-titanium arch wires. Am J Orthod Dentofac Orthop 93: 232–236 (1988)

148. Meling T, Δdegaard J, Meling E: A theoretical evaluation of the inclines of variation in bracket-slot height and wire rounding on the amount of torsional play between bracket and wire. Kieferorthop Mitt 7: 41–47 (1993)

149. Meling T, Δdegaard J, Meling E: Cross-sectional stability of square and rectangular stainless steel wires. Kieferorthop Mitt 8: 41–54 (1994)

150. Melsen B, Falkenberg Topp L, Melsen HM, Terp S: Force system developed from closed coil springs. Eur J Orthod 16: 531–539 (1994)

151. Melsen B, Williams S, Ronay F: Differenzierte Kräftesysteme zur Aufrichtung von Molaren. Dtsch Stomat 84: 185–193 (1987)

152. Mirabella AD, Artun J: Prevalence and serverity of apical root resorption of maxillary anterior teeth in adult orthodontic patients. Eur J Orthod 17: 93–99 (1995)

153. Miura F, Mogi M, Ohura Y: Japanese NiTi alloy wire: use of the direct electric resistance heat treatment method. Eur J Orthod 10: 187–191 (1988)

154. Miura F, Mogi M, Ohura Y, Hamanaka H: The superelastic property of the Japanese NiTi alloy wire for use in orthodontics. Am J Orthod Dentofac Orthop 90: 1–10 (1986)

155. Miura F, Mogi M, Ohura Y, Karibe M: The superelastic Japanese NiTi alloy wire for use in Orthodontics. Part. III. Studies on the Japanese NiTi alloy coil springs. Am J Orthod Dentofac Orthop 94: 89–96 (1988)

156. Miura F, Mogi M, Okamoto Y: New application of superelastic NiTi rectangular wire. J Clin Orthod 24: 544–548 (1990)

157. Miyazaki S, Otsuka K, Suzuki Y: Transformation pseudoelasticity and deformation behaviour in a Ti–50.6at%Ni alloy. Scr Met Mat 15: 287–292 (1981)

158. Mohlin B: Relation between malocclusion and mandibular dysfunction in Swedish man. Eur J Orthod 2: 229–238 (1980)

159. Mohlin B, Müller H, Ödman J, Thilander B: Examination of Chinese NiTi wire by a combined clinical and laboratory approach. Eur J Orthod 13: 386–391 (1991)

160. Van Moorleghem W, Otte D: The use of shape memory alloys for fire protection. In: Duerig TW, Melton KN, Stöckel D, Wayman CM (Hrsg) Engineering aspects of shape memory alloys, 1. Aufl, Butterworth-Heinemann Verlag, London Boston Singapore Sydney Toronto Wellington, S. 295–302 (1990)

161. Morse PH: Resorption of upper incisors following orthodontic treatment. Dent Pract Dent Res 22: 21–35 (1971)

162. Müller P: Präprothetisch-orthodontische Aufrichtung eines gekippten UK-Molaren. Quintessenz 33: 1225–1228 (1982)

163. Newman WG: Possible etiological factors in external root resorption. Am J Orthod 69: 522–539 (1975)

164. Niedermeier W: Desmodontrie – ein neues Verfahren zur Bestimmung und Analyse der Zahnbeweglichkeit II. Dtsch Zahnärztl Z 42: 1021–1027 (1987)

165. Nikolai RJ: Periodontal ligament reaction and displacement of a maxillary central incisor subjected to transverse crown loading. J Biomech 7: 93–99 (1974)

166. Nikolai RJ, Anderson WT, Messersmith ML: Structural responses of orthodontic wires in flecture from a proposed alternative to the existing specification test. Am J Orthod 93: 496–504 (1988)

167. Ohm B, Linge L: Apical root resorption in upper anterior teeth. Eur J Orthod 5: 173–183 (1983)

168. Okamoto Y, Hamanaka H, Miura F, Tamura H, Horikawa H: Reversible changes in yield stress and transformation temperature of a NiTi alloy by alternate heat treatments. Scr Met Mat 22: 517–520 (1988)

169. Park HY, Schearer TR: In vitro release of nickel and chromium from simulated orthodontic appliances. Am J Orthod 84: 156– (1983)

170. Plietsch R, Bourauel CH, Drescher D, Nellen B: Ein rechnergesteuerter Biegemeßplatz zur Bestimmung der Elastizitätsparamter hochflexibler orthodontischer Drähte. Fortschr Kieferorthop 55: 84–95 (1994)

171. Phillips JR: Apical root resorption under orthodontic therapy. Angle Orthod 25: 1–22 (1955)

172. Quinn RS, Yoshikawa DK: A reassessment of force magnitude in orthodontics. Am J Orthod 88: 252–260 (1985)

173. Rauch ED: Torque and its application to orthodontics. Am J Orthod 45: 817–830 (1950)

174. Reitan K: Some factors determining the evaluation of forces in orthodontics. Am J Orthod 43: 22–45 (1957)

175. Reitan K: Tissue behaviour during orthodontic tooth movement. Am J Orthod 46: 881–900 (1960)

176. Reitan K: Evaluation of orthodontic forces as related to hystologic and mechanical factors. Schweiz Monatsschr Zahnheilk 80: 579–594 (1970)

177. Remington DN, Joondeph DR, Artun J, Riedel RA, Chapko MK: Long-term evaluation of root resorption occuring during orthodontic treatment. Am J Orthod Dentofac Orthop 96: 43–46 (1989)

178. Reynolds LM: Uprighting lower molar teeth. Br J Orthod 3:45–51 (1976)

179. Ricketts RM, Bench RW, Gugino CF, Hilgers JJ, Schulhof RJ: Der Utilitiybogen und die Sektionsbögen als Hilfsmittel der bioprogressiven Therapie. In: Ricketts RM, Bench RW, Gugino CF, Hilgers JJ, Schulhof RJ (Hrsg) Bioprogressive Therapie, 1. Aufl, Verlag zahnärztlich-medizinisches Schrifttum, München, S. 129–145 (1984)

180. Roberts W, Chacker FM, Burstone ChJ: A segmental approach to mandibular molar uprighting. Am J Orthod 81: 177–184 (1982)

181. Rudolph CE: An evaluation of root resorption occuring during orthodontic treatment. J Dent Res 19: 367–371 (1940)

182. Rygh P: Orthodontic root resorption studied by electrone microscopy. Angle Orthod 47: 1–16 (1977)

183. Sabulski D, Bruch J, Bagci B, Landrum C: Periodontal changes in furcation due to orthodontic uprighting of mandibular molars. J Dent Res 70: 545 (1991)

184. Sander FG: The effects of functional appliances and class II elastics on masticatory patterns. In: Mc Namara JA, Ribbens KA, How RP (Hrsg) Clinical Alteration of the Growing Face, 1. Aufl, Monograph 14, Center of human growth and development, University of Michigan, Ann Arbor, Michigan, 155–178 (1983)

185. Sander FG: Indikation für die Anwendung der Vorschubdoppelplatte. Prakt Kieferorthop 2: 209–222 (1988)

186. Sander FG: Festigkeit und Elastizität kieferorthopädischer Drähte unter Berücksichtigung der superelastischen Materialien. Inf Orthod Kieferorthop 4: 489–499 (1990a)

187. Sander FG: Eigenschaften superelastischer Drähte und deren Beeinflussung. Inf Orthod Kieferorthop 4: 501–514 (1990b)

188. Sander FG: Die Biomechanik des asymmetrischen Headgears. Prakt Kieferorthop 4: 293–304 (1990c)

189. Sander FG: Herausnehmbare kieferorthopädische Geräte. In: Schmuth G (Hrsg) Kieferorthopädie I, 3. Aufl, Urban Schwarzenberg, München-Wien-Baltimore, S. 129–220 (1994)

190. Sander FG, Fröhls M: Zahnbeweglichkeit nach kieferorthopädischer Multibandbehandlung. Inf Orthod Kieferorthop 1: 89–102 (1989)

191. Sander FG, Lassak Ch: Die Beeinflussung des Wachstums mit der Vorschubdoppelplatte im Vergleich zu anderen funktionskieferorthopädischen Geräten. Fortschr Kieferorthop 51: 155–164 (1990)

192. Sander FG, Wichelhaus A: Klinische Erfahrung mit dem Torque-Segment-Bogen (TSB). Fortschr Kieferorthop 56: 194–201 (1995a)

193. Sander FG, Wichelhaus A: Klinische Anwendung der neuen Niti-SE-Stahl-Aufrichtefeder. Fortschr Kieferorthop 56: 296–308 (1995b)

194. Scherody DW: A mechanical evaluation of bukkal segment reaction to edgewise torque. Angle Orthod 44:120–126 (1974)

195. Schillai G, Lehmann KM: Untersuchung über die Beziehung zwischen Aktivierungskraft und Auslenkung bei verschiedenen Zahnzugfedern (Closing-Loops). Fortschr Kieferorthop 50: 172–178 (1989)

196. Schmuth GPF; Vardimon AD: Kieferorthopädie. 3. Aufl, Georg Thieme Verlag, Stuttgart New York (1994)

197. Schumacher HA, Bourauel C, Drescher D: Bogengeführte Zahnbewegung – Dynamik, Effektivität und Nebenwirkungen. Fortschr Kieferorthop 52: 141–152 (1991)

198. Schumacher HA, Bourauel C, Drescher D: Deaktivierungsverhalten und Effektivität verschiedener orthodontischer Nivellierungsbögen – eine dynamische Analyse der Kraftsysteme. Fortschr Kieferorthop 53: 273–285 (1992)

199. Schwarz AM: Lehrgang der Gebißregelung. Bd II, 2.Aufl, Urban und Schwarzenberg , Wien Innsbruck (1953)

200. Sebanc J, Brantley WA, Pincsak JJ, Conover JP: Variability of effective root torque as a function of edge bevel on orthodontic archwires. Am J Orthod 86: 43–51 (1984).

201. Segner D. Kraftniveau pseudoelastischer Nivellierungsdrähte in Abhängigkeit vom Interbracketabstand. Fortschr Kieferorthop 56: 34–40 (1995)

202. Sergl HG: Festsitzende Apparaturen in der Kieferorthopädie. 1. Aufl, Carl Hansa Verlag, München Wien (1990)

203. Sernetz F: Physikalische und technische Eigenschaften von Drähten für Kieferorthopädie und Orthodontie. Dentaurum Pforzheim (1991)

204. Sernetz F: Qualität und Normung orthodontischer Produkte. Kieferorthop Mitt 7: 13–26 (1993)

205. Sharpe W, Reed B, Subtelny JD, Polson A: Orthodontic relapse, apical root resorption, and crestal alveolar bone levels. Am J Orthod Dentofac Orthop 91: 252–258 (1987)

206. Shibi Lu: Medical applications of Ni-Ti alloys in china. In: Duerig TW, Melton KN, Stöckel D, Wayman CM (Hrsg) Engineering aspects of shape memory alloys, 1. Aufl, Butterworth-Heinemann Verlag, London Boston Singapore Sydney Toronto Wellington, S. 445–451 (1990)

207. DeShields RW: A study of root resorption in treated Class II, division 1 Malocclusions. Angle Orthod 39: 231–245 (1969)

208. SjØlien T, Zachrisson BU: Periodontal bone support and tooth length in orthodontically treated and untreated persons. Am J Orthod 64: 28–37 (1973)

209. Steyn CL: Measurement of edgewise torque force in vitro. Am J Orthod 79: 565–573 (1977)

210. Stöckel D: Formgedächtnis und Pseudoelastizität von Nickel-Titan-Legierungen. Metall 41: 494–500 (1987)

211. Stöckel D: Formgedächtnislegierungen. In: Stöckel D (Hrsg) Legierungen mit Formgedächtnis, 1. Aufl, expert-Verlag, Böblingen, S. 31–63 (1988).

212. Stöckel D: Shape memory actuators for automotive applications. In: Duerig TW, Melton KN, Stöckel D, Wayman CM (Hrsg) Engineering aspects of shape memory alloys, 1. Aufl, Butterworth-Heinemann Verlag, London Boston Singapore Sydney Toronto Wellington, S. 283–294 (1990)

213. Storey E, Smith R: Force in orthodontics and its relation to tooth movement. Aust Dent J 56: 11–18 (1952)

214. Suzuki Y, Tamury H: Fatigue properties of NiTi shape memory alloys. In: Duerig TW, Melton KN, Stöckel D, Wayman CM (Hrsg) Engineering aspects of shape memory alloys, 1. Aufl, Butterworth-Heinemann Verlag, London Boston Singapore Sydney Toronto Wellington, S. 256–266 (1990)

215. Tanne K, Koenig HA, Burstone ChJ: Moment to force ratios and the center of rotation. Am J Orthod Dentofac Orthop 94: 426–431 (1988)

216. Tautzenberger P: Shape-Memory-Stellelemente. In. Stöckel D (Hrsg) Legierungen mit Formgedächtnis, 1. Aufl, expert-Verlag, Böblingen, S. 64–102 (1988)

217. Tautzenberger P, Stöckel D: Gedächtnis-Effekt und technisch anwendbare Legierungen. Z w F 78 : 486–488 (1983)

218. Tautzenberger P, Stöckel D: Anwendung von Formgedächtnislegierungen in der Technik. Z w F 81: 703–708 (1986)

219. Thier M: Formgedächtniswerkstoffe für Implantate, Instrumente und externe Applikationen in der Medizin; Anwendungen und Chancen in der Zukunft. Metall 44: 29–33 (1990)

220. Thier M, Kubla G, Drescher D, Bourauel C: NiTi wires for orthodontic application. J Phys 4: 181–186 (1991)

221. Thier M, Treppmann D, Drescher D, Bourauel C: Transformation characteristics in related deformation behaviour in orthodontic NiTi wire. J Mater Sci 3: 292–233 (1992)

222. Thilander B, Jacobson DO, Skageos S: Orthodontic sequelae of extraction of permanent first molars. Odontol Tidskr 71: 380–411 (1963)

223. Tipton DF, Loos J, Highland K, Zernik JH: Use of spooled nickel titanium wires as initial archwires. J Clin Orthod 28: 718–721 (1994)

224. Todoroki T, Tamura H: Effect of heat treatment after cold working on the phase transformation in NiTi alloy. Mater Trans JIM 28: 83–94 (1987)

225. Tonner RIM, Waters NE: The characteristics of superelastic NiTi wires in three-point bending. Part I: The effect of temperature. Eur J Orthod 16: 409–419 (1994a)

226. Tonner RIM, Waters NE: The characteristics of superelastic NiTi wires in three-point bending. Part II: intra-batch variation. Eur J Orthod 16: 421–425 (1994b)

227. Tuncay OC, Biggerstaff RH, Cutcliffe JC, Berkowitz J: Molar uprighting with T-loop springs. J Am Dent Assoc 100: 863–866 (1980)

228. Unitek Gesamtkatalog: 30 (1984)

229. Valo TS: Molaruprighting to enhance fixed bridges. CDS Review 79: 54–57 (1986)

230. Vanarsdall, RL, Swartz ML: Molar uprighting. Ormco Catalogue No. 740–0014, Glendora, Kalif. Ormco Cooperation: 1–25 (1980)

231. Vig KW: Some methods of uprighting lower second molars. Br J Orthod 2: 217–220 (1975)

232. Vig KW: Some methods of uprighting lower second molars – II. Br J Orthod 3: 39–44 (1976)

233. Wainwright W: Faciolingual tooth movement: its influence on the root and cortical plate. Am J Orthod 64: 278–302 (1973)

234. Waters NE: Orthodontic products update – superelastic Nickel-Titanium wires. Br J Orthod 19: 319–322 (1992)

235. Weiland F J, Bantleon H-P, Droschl H: Molar uprighting with crossed tip back springs. J Clin Orthod 26: 335–337 (1992)

236. Wichelhaus A, Hempowitz H, Sander FG: Pseudoelastische Materialien in der Kieferorthopädie – experimentelle Ergebnisse und klinische Anwendung. Biomedizinische Technologien 5 (1995) (im Druck)

237. Wichelhaus A, Sander FG: Das Verhalten von superelastischen Drähten im elastischen und plastischen Bereich in Abhängigkeit von der Temperaturbehandlung. Kieferorthop Mitt 6: 95–106 (1994)

238. Wichelhaus A, Sander FG: Biomechanische Prüfung des neuen Torquesegmentbogens. Fortschr Kieferorthop 56: 224–235 (1995a)

239. Wichelhaus A, Sander FG: Entwicklung und Testung einer neuen NiTi-Stahl-Aufrichtefeder. Fortschr Kieferorthop 56: 283–295 (1995b)

240. Wichelhaus A, Sander FG: Wie effektiv ist der asymmetrische Headgear in der praktischen Anwendung. Fortschr Kieferorthop 56: 327–338 (1995c)

241. Wichelhaus A, Sander FG: Anwendung des Compound-Retraktionsbogens. Inf Orthod Kieferorthop 3: 407–425 (1996)

242. Wichelhaus A, Sander FG: Hempowitz H: Optimization of canine retraction by using a combination of NiTi and stainless steel. Eur J Orthod 16: 475 (1994)

243. Ziegler P, Ingervall B: A clinical study of maxillary canine retraction with a retraction spring and with sliding mechanics. Am J Orthod Dentofac Orthop 95: 99–106 (1989)

14. Danksagung

Eine wissenschaftliche Arbeit entsteht in der heutigen Zeit nicht als Ergebnis einer Einzelleistung, sondern ist die Summation aus Anregungen angrenzender wissenschaftlicher Fachbereiche und apparativer Voraussetzungen.

Aus diesem Grunde möchte ich vor allen Dingen meinem Lehrer Herrn Prof. Dr. F. G. Sander besonders danken. Durch die von ihm zur Verfügung gestellte Sensorik wurden die biomechanischen Untersuchungen ermöglicht. Für sein ständiges Interesse am Fortgang der Arbeit, seine Unterstützung und seine kritisch-konstruktiven Stellungnahmen bedanke ich mich ganz herzlich.

Herrn M. Geiger, Physiker der Abteilung für Kieferorthopädie der Universität Ulm, danke ich für die Erstellung des Computerprogrammes zur Steuerung der Sensorik und die konstruktive Zusammenarbeit.

Herrn H. Hempowitz, Physiker des Institutes für Biomedizinische Technik und Abteilung für Kieferorthopädie der Universität Ulm, danke ich für seine Unterstützung bei der Durchführung der Zugversuche.

Weiter bin ich Herrn K. Göttlicher, Physiker der Abteilung für Kieferorthopädie der Universität Ulm, für die Zusammenarbeit bei der statistischen Auswertung der klinischen Untersuchungsergebnisse zu Dank verpflichtet.

Herrn Müller, Techniker der Werkstatt der Universtität Ulm, danke ich für die präzise Bearbeitung und Herstellung der notwendigen Fräs- und Dreharbeiten des Goniometers und des Sechsachsenkoordinators.

Frau B. Müller danke ich für die zuverlässig durchgeführten Schreibarbeiten während der Erstellung des Manuskriptes.

Sachregister

A

Aktivierung, NiTi-SE-Stahl-Aufrichtefeder
                                      77, 78, 79
Alastics   55
Allround-Effekt   22, 23, 72
Antikippbiegung   135, 137, 141
Antirotationsbiegung   135, 137, 141
Anwendung, SE-Materialien   29f, 35f, 42f
Af   16, 23
As   13, 16, 18
Asymmetrischer Headgear   126, 144, 145
Aufrichtefeder   75f, 148
   -konventionell   75, 76, 94
      Stahl   75, 76, 94
      TMA   75, 76
   -NiTi-SE-Stahl   29, 76f
Austenit   13, 16, 18, 38

B

Base-Arch   142, 143
Begg-Technik   105
Biegeversuch   31f, 38f
   -Biegemeßplatz   32
   -Versuchsaufbau   32,33
Biegungen   19, 65f
   -NiTi   19, 65, 66, 67
   -NiTi-SE-Stahl-Aufrichtefeder   77f, 86, 96
   -NiTi-SE-Stahl-Retraktionsfeder   135
   -Torquesegmentbogen   105, 106, 121
   -Intrusionsmechanik   143
Biokompatibilität   11, 14, 148
   -Korrosion   9, 14, 148
Bißhebung   141f
Bißvertiefung   126
Bogengeführte Zahnbewegung   54f, 134f

C

Compound-Retraktionsbogen   58, 130f, 144
   -Anwendung, klinisch   132f
   -Entwicklung, Aufbau   130
   -M/F-Verhältnis   132, 133
Copper NiTi   18, 19, 38, 39, 40

D

3-D-Meßplatz   74
Deflexion   10, 11, 15f, 31, 35f, 62
Druckfedern   20, 29, 54
Durchbruchsteuerung   99f

E

Eckzahndistalisation   49f, 57f, 134f
   -Vollbogen   54f, 134f
      Zugfedern   49f, 50f, 54f, 136
      Alastic-Ketten   54f
   -Teilbogen   134f
Edgewise-Appliance   10, 104, 105, 120f
Einordnung verlagerter Zähne   23, 35f, 69f
                                        93, 98f
   -SE-Bögen   23, 35f, 69f
      -NiTi-SE-Stahl- Aufrichtefeder   98–100
Einwegeffekt   18f, 38
Elasto-KFO-Konzept   128
E-Modul   10, 11, 14, 30, 31, 35, 49, 118, 147
E-Modul, Knochen   103
Extraktion, Prämolaren   100, 101, 126
Extraktion, 6er   96f

F

Friktion	54, 57, 130, 134, 135
Frontzahnretraktion	58f, 129f
Frontzahntorque	44, 104f

G

Geometrie, Aufrichtefeder	77f
Goniometersystem	107

H

Hysterese	20, 21, 23, 25, 35, 39

I

Indikation, NiTi-SE-Stahl-Aufrichtefeder	82f,93f
Intrusionsmechanik	142f
-Burstone	142
-NiTi-SE-Stahl-Aufrichtefeder	142f
Anwendung, Patient	143f

K

Kantenverrundung, Drahtmaterial	104
Klemmverbindung	76, 77, 105, 106, 118
Klinische Anwendung SE-Materialien	29f, 35f, 42f
-Compound-Retraktionsbogen	58f, 130f
-Intrusionsmechanik	143f
-Memory-Maker	65f
-NiTi-SE-Retaktionsfeder	141f
-NiTi-SE-Stahl-Aufrichtefeder	76f,84, 85
-SE-Bögen	17f, 18, 29f, 35f, 42f
-SE-Zugfedern	49f, 54f, 57f
-Temperaturbehandlung	65f
-Torquesegmentbogen	105, 106, 120f
Kompensationsbiegung, NiTi-SE-Stahl-Aufrichtefeder	77
Kontrollierte Aufrichtung	76
Korrosion	9, 14, 148
Kraftapplikation, SE-Teilbögen	35, 70f
Kraft-/Momentensensorik	73f, 80, 81
-Sensoren, elastisch	73
-Sensoren, starr	73, 74
Kraft-/Wegdiagramm	33f, 39f, 60f, 152
Kreuzröhrchen	76, 77, 79

L

Last-/Biegerate	17
Legierungen	10f
-CuNiTi	18, 19, 38, 40
-Edelstahl	10, 14, 23, 31, 48, 57, 68, 93
-Kobalt-Chrom	10, 31, 46f
-NiTi	10f, 13f, 15f, 25f, 26f, 31f, 49f, 57f 59f, 65f, 73f
-TMA	31, 47, 48, 76, 93, 142
Loop	66, 67, 72
Lückenöffnung	99, 100, 102
Lückenschluß, distal	93, 96–98
Lückenschluß, Extraktionsfälle	96–98, 100,101
Lückenschluß, 6er Extraktion	96–98

M

Martensit	10, 13, 16, 17, 18, 38
Md	16, 23
Memory	11, 17f, 38
Memory-Effekt	10, 11, 13, 18f
-Formgestaltung	11
-Umwandlungstemperatur	10, 13, 38
Memory-Legierungen	10f
-Eigenschaften	10, 11, 15f
Allroundeffekt	22, 23
Deflexion	10, 11, 15f
Einwegeffekt	18f
Formbarkeit	21f
Hysterese	20
Last-/Biegerate	17
Memory-Effekt	18f
Superelastizität	10, 11, 20f, 23, 26
Zweiwegeffekt	19f
-Kieferorthopädie	15f
Anwendung	29f, 35f
Nivellierung	18, 33
Nivellierungsaufgaben	33
Overlay-Bogen	20, 36
Overlay-Technik	36f
-Memory	17, 18f
Af	16, 23
As	13, 16, 18
As-Temperatur	16, 18, 38, 42
Phasentransformation	16, 17, 18
Md	16, 23
Mf	13, 16, 17, 18
Ms	16, 18

-Medizin 14f
-Technik 13f
-Temperaturabhängigkeit 15f, 16, 17, 18
-Verformung 19, 20, 21f
-Temperaturbehandlung 21f, 23f, 31, 42
59f, 65f
-Kaltverformung 19, 20
Memory-Maker 23, 37, 62f, 65f, 96, 137, 138
147
Mesialer Lückenschluß 93, 96f
Mesialisation, Wurzel 76, 103
Mf 13, 16, 17, 18
M/F-Verhältnis 16, 129, 132, 133
Molarenaufrichtefeder 75f
Molarenaufrichtung 75f
-Arten 75, 76
-Möglichkeiten 75
-präprothetisch 94, 99, 102
-Ziele 76
Molarenextraktion 93
Ms 16, 18

N

Nickel-Titan-Legierung 10f, 13, 15f
-Kraft-/Wegdiagramm 21, 23, 33f
-Spannungs-/Dehnungsdiagramm 17, 20
21, 25f
-Torsionsdiagramm 25, 46f
NiTi-Bogenmaterial 29f, 31f, 38f
-Bioforce 40, 41
-Cu-NiTi 38, 39, 40
-klinische Anwendung 35f, 42f, 65f
-martensitische SE-Bögen 18, 38f, 42f
-Neosentalloy 39f
-Rematitan 34
-Rematitan LITE 34
-Sentalloy 33
-work-hardend 15, 31f, 35
NiTi-Materialien 29f
NiTi-SE-Stahl 73f
NiTi-SE-Stahl-Aufrichtefeder 29, 76f
α-Aktivierung 76f
0° 78, 81, 83–85
45° 78, 81, 85–87
0° + vertikale Stufe 78, 82, 89–90
-Aktivierung 77, 78, 79
-Einordnung, verlagerter Zähne 98–100
-Entwicklung, Aufbau 76, 77

-Extraktion, Prämolaren 100, 101
-Extraktion, 6er 93, 96f
-Indikation, Behandlung 82f, 93, 94
Erwachsene 88, 90
Molaren, ohne Antagonist 87
horizontaler Schädelaufbau 85
hyperdivergente Patienten 87
-Federkonstruktion 77, 81f
-Klinische Studie 102, 103
-Mechanik 76f
Tip-back 76, 85, 86, 93, 96
Kreuzröhrchen 76, 77, 79
Klemmverbindung 76, 77
-Mesialisationseffekt 103f
-Nachaktivierung 85, 86, 93, 96
-Nebeneffekte 82f, 90
-6er-Extraktion 93, 96f
-Typodont, Simulation 94f
-Versuchsaufbau, Meßmethodik 80, 81
Koordinatensystem 80
-Verankerunsplanung 83, 85, 86, 90, 92
-Vorteile 94
-Wirkungsweise, Geometrie 78, 79
NiTi-SE-Stahl-Retraktionsfeder 29, 71, 136f
148
-Anwendung, Patienten 141f
-Ausgleichsbiegung 135
-Herstellung, Entwicklung 136
-Meßmethodik 136, 137
Nivellierung 11, 18, 20, 33, 35f, 42f, 65, 67f
147

O

Okklusionsebene, Torque 121
Overlay-Bogen 20, 36
Overlay-Technik 35f, 147

P

PG-Universal-Retraktionssystem 16, 133
Phasentransformation 16, 17, 18
Power-Hook 54, 57
Prämolarenextraktion 93
Präprothetisch, Molarenaufrichtung 94, 99
102
Pseudoelastische, Aufrichtefeder 29, 76f
Pseudoelastizität 10, 11, 20, 26
Pseudoelastisches Plateau 33, 34, 35, 37

Programmierung, NiTi-Bögen 23, 37, 60f, 65f
Programmierungstemperatur   62

R

Resorptionen   105, 118, 126, 129, 143, 148
Retraktionsfeder, Eckzahndistalisation   134f
    -Burstone   137, 139, 140
    -Alastic-Ketten   55, 136
    -Gjessing   16, 135, 139
    -Wichelhaus/Sander   136, 137, 138, 148
    -Zugfedern   49f, 50f, 54f, 136
Roth-Technik   105

S

Sander II-Apparatur   97
Sechskomponentenmeßsensorik 73f, 80, 81
                    106, 117,137
SE-Zugfedern   20, 28, 29, 49f, 50f, 54f, 130f
Seitenzahntorque, progressiv   106
Shape-Memory-Effekt   10,11,13,18f
Slotdimension   104, 105
    -.018er Technik   104
    -.022er Technik   104
Spannungs-/Dehnungsverhalten 17, 20, 25f
Stahlbogen, Torque   107, 114f, 118f
    -Idealbogen   107, 116f, 118f
    -mit Loop   107, 114 115, 118f
Standard-Edgewise-Technik   10, 104, 105
                    120f
Straight-Wire-Technik 42, 44, 47, 48, 66, 104
                    105, 120f
    -Vertikalslot   57
Stützzoneneinbruch   93
Superelastizität 10, 11, 20f, 23, 26, 30, 34, 42
Sweep, NiTi-Bogen   66
Sweep, Torquesegmentbogen   106, 121

T

Teilbögen, SE   66, 70f
    -Derotation   72
    -Intrusionsmechanik   142, 143f
    -Kompression   71
    -NiTi-SE-Stahl-Aufrichtefeder   75f
    -Niti-SE-Stahl-Retraktionsfeder   70f, 134f
Temperaturbehandlung 21f, 23f, 31, 42, 59f
                    65f

-Allround-Effekt   22, 23, 59
-Arch Made   22, 59
-Biegungen   65, 66, 67
-Einordnung verlagerter Zähne   69f
-Individuelle Formgebung, NiTi-Draht   65f
    Drahtbogenform, NiTi-Bogen   65
    Loop   66, 67
    Tip-back   76, 85, 86
    Biegungen   65, 66
    Sweep   66
    Teilbögen   66
-klinische Anwendung   65f
-Kraftapplikation, Teilbögen   70f
-Memory   65
-Memory-Maker   23, 37, 62f, 65f, 96
-Meßmethode   59, 60
-Nivellierung   65, 67f
-Physikalische Eigenschaften   11, 60f
-Programmierungstemperatur   60, 61, 62
-Temperatursteuerung   62
-Zahnbogenausformung   18, 65, 70
-Zweiwegeffekt   19f
Thermische SE-Bögen   39f, 42f
Tip-Back   18, 19, 20, 86, 96, 143
T-Loop   66, 136
Torque   44f, 104f, 121
Torquemechaniken   104–106, 107
Torquemessung   44f
Torqueschlüssel, Torquekontrolle 120f, 128,
                    133
Torquesegmentbogen   29, 104f, 148
-Anwendung, Technik   104, 120f
    Standard-Edgewise   106, 120f
    Straight-Wire   106, 120f
    .018 Technik   120
    .022 Technik   120, 121
-Anpassung, individuell   105, 106, 121
-Crimpung   106
-Dimensionen   107f, 120
-Entwicklung, Aufbau   105, 106
-Indikation   128
-klinische Anwendung   120f, 129
-klinische Studie   124, 125
-Meßaufbau   106f
-Momente   108f
-Nebeneffekte   108–113, 118f, 119
-Torqueaktivierung   118f
    30°   118
    45°   119

-Torqueübertragung 105, 106
-Verankerungsplanung 108, 109, 110, 112
Torqueverlust 104, 120
Torsionen 44f
Torsionsversuche 44f
-Kobalt-Chrom (Forestalloy) 46, 47, 48
-NiTi (Titanol, Sentalloy) 46, 47, 48
-TMA 47, 48
-Versuchsaufbau 44f
Torsionsmeßplatz 45
Typodont, Simulation 94f

U

Umwandlungstemperatur 10, 13, 38
Universalprüfmaschine 50
Unkontrollierte Kippung 75
Utility-Arch 142

V

Verankerung, bogengeführte Zahnbewegung 54
Verankerung, NiTi-SE-Stahl-Aufrichtefeder 83 85, 86, 90, 92
Verankerung, Compound-Retraktionsbogen 131
Verankerung, Torquesegmentbogen 108 109, 110, 112
Verformung 19, 20, 21f, 28
Verlagerte Zähne, Einordnung 93, 98f
Vertikalslot 57, 141
Vorteile, NiTi-SE-Stahl-Aufrichtefeder 94

W

Wärmebehandlung 21f, 23f, 31, 42, 59f, 147
Widerstandszentrum 57, 80, 83, 103, 142
Work-Hardened 15, 31f, 35
Wurzelresorptionen, Torqueapplikation 105 118, 126, 129
Wurzeltorque, palatinal 108f

Z

Zahnbeweglichkeit 118
Zahnbogenausformung 18, 65, 70
Zugfedern 20, 28, 29, 49f, 50f, 54f, 130f
-klinische Anwendung 57f
Eckzahndistalisation 49f, 50f, 54f
Frontzahnretraktion 58f, 132f
-NiTi 50f, 54f
light 50, 51, 52, 53, 54f
medium 50, 51, 53, 54f
heavy 50, 51, 53, 54f
intermaxilläre Züge 52, 53, 54f
-Stahl 49, 55
Zugversuch 25f, 31
-Versuchsaufbau 49f
Zweiwegeffekt 19f
Zweizahnsimulation 74